别让脂肪伤了肝

图说脂肪肝防治

180 问

主　编　赵文霞　刘晓彦

副主编　马素平　刘江凯　王晨晓

编　委　（按姓氏笔画排序）

马素平　王晨晓　代静慧

刘江凯　刘晓彦　张小瑞

张丽慧　赵文霞　顾亚娇

梁浩卫

河南科学技术出版社

·郑州·

图书在版编目（CIP）数据

别让脂肪伤了肝：图说脂肪肝防治180问 / 赵文霞，刘晓彦主编. —郑州：河南科学技术出版社，2023.1
ISBN 978-7-5725-1014-4

Ⅰ.①别… Ⅱ.①赵… ②刘… Ⅲ.①脂肪肝–防治–问题解答
Ⅳ.①R575.5-44

中国版本图书馆CIP数据核字（2022）第245309号

出版发行：河南科学技术出版社
地址：郑州市郑东新区祥盛街27号　　邮编：450016
电话：（0371）65788613　65788629
网址：www.hnstp.cn
策划编辑：高　杨
责任编辑：高　杨　张　晓
责任校对：耿宝文
封面设计：薛　莲
责任印制：朱　飞
印　　刷：河南瑞之光印刷股份有限公司
经　　销：全国新华书店
开　　本：890 mm×1 240 mm　1/32　印张：8　字数：150千字
版　　次：2023年1月第1版　　2023年1月第1次印刷
定　　价：48.90元

如发现印、装质量问题，影响阅读，请与出版社联系并调换。

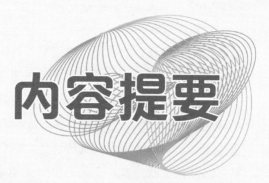

内容提要

　　脂肪性肝病（简称脂肪肝）是由于过多脂肪沉积于肝脏导致的慢性肝病，与家族遗传、生活方式及代谢紊乱等因素相关。脂肪肝主要包括非酒精性脂肪肝、酒精性脂肪肝及特殊类型脂肪肝等。脂肪肝对人体的危害不容小觑，不但可导致肝炎、肝硬化、肝癌和肝功能衰竭等肝脏损害，而且与 2 型糖尿病、高血压、动脉粥样硬化性心脑血管疾病及肝外恶性肿瘤的高发密切相关。因此，脂肪肝的早期诊治和科学管理十分重要。

　　为了向广大群众普及脂肪肝的防治知识，增强脂肪肝患者的自我管理能力，提高脂肪肝患者长期治疗及随访的依从性，河南中医药大学第一附属医院国家华中地区区域中医肝病诊疗中心脂肪肝团队在全国名中医赵文霞教授带领下，根据国内外正式发布的脂肪肝及相关疾病诊疗指南，结合自身临床经验和体会，编写本书。

　　本书围绕脂肪肝的病因病机、临床表现、中西医诊断、治疗药物及方法、养生保健等各个方面展开论述。

　　全书共分五篇，第一篇基础篇，主要讲述脂肪肝的成因、发病机制、相关疾病及中医对脂肪肝的认识；第二篇诊断篇，从临床症状、化验检查等方面描述如何发现和诊断脂肪肝；第三篇治疗篇，从常用药物、中医特色治疗等方面阐述脂肪肝的中西医治疗方法和手段；第四篇养肝篇，从饮食起居、运动锻炼、中医药膳、常见误区等方面论述了脂肪肝患者养生保健的注意事项；第五篇故事篇，精选了经我们治疗的脂肪肝患者的 12 个真实的小故事，以期与读者产生共鸣。

与同类科普读物相比，本书特点有四：一是引入脂肪肝最新理论、概念、治疗进展等内容；二是突出了中医诊断、治疗、养生等在脂肪肝防治中的优势特色，包含了全国名中医治疗脂肪肝多年的实践经验；三是书中附有相关内容的视频链接，方便读者理解、观看，增加了既视感和阅读的趣味性；四是全书由脂肪肝领域中医专业人员编著而成，主编和副主编多为消化专业的博士生导师或硕士生导师，具有较高的脂肪肝专业学术水平和临证经验。

本书力求用通俗的文字表述医学相关理论，配有丰富的插图和照片，内容浅显易懂，深入浅出，趣味性强，适合大众阅读。

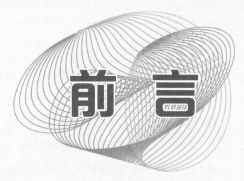

前言

脂肪为什么会伤了肝？该不该把脂肪肝当回事儿？脂肪肝到底该怎么治？……

您被这些问题困扰过吗？

"脂肪肝不用治，少吃多运动减肥就可以了。""吃点保肝药脂肪肝就能治好！""转氨酶不高就一定没有脂肪性肝炎。"……

您是这么认为的吗？如果答案是肯定的，那就请您打开这本书吧，书中为您提供了与脂肪肝相关的焦点问题，并进行了详细解答。

近年来，越来越多的朋友会发现，脂肪肝已经成为体检时最常遇到的问题，而且身边的"脂肪肝队伍"也在以惊人的速度不断发展壮大。脂肪肝作为当代社会新生疾病谱的"弄潮儿"，已成为我国第一大慢性肝病，并且我国脂肪肝的年轻化、低龄化趋势更加明显，青少年脂肪肝患者越来越多。随着发病人数的增加、患病时间的延长，脂肪肝对人们健康的危害也越来越明显，并且给患者及其家庭造成长期的经济负担。但脂肪肝又面临五大"窘境"：一是该病症状不明显，人们对其危害认识不足，往往忽视本病，不能及时就诊或配合治疗；二是目前尚缺乏治疗脂肪肝的特效药物，日常如何正确应对又存在诸多困惑；三是脂肪肝容易反复发作，长年不愈，患者更容易产生思想上的麻痹，任其发展；四是脂肪肝患者普遍存在对医疗手段的"过度依赖"，自我管理意识十分薄弱；五是目前有越来越多的人加入脂肪肝"队伍"，如何预防脂肪肝也是医疗界面临的一大挑战。

所以，加快普及脂肪肝相关医学知识及养生保健常识，增加人们对脂肪肝的认知度，增强脂肪肝患者的自我管理意识，加强医患之间的通力协作，最大限度地减轻疾病负担和改善患者预后，减少脂肪肝患病人群，就显得尤为重要。

在此背景下，河南中医药大学第一附属医院国家华中地区区域中医肝病诊疗中心脂肪肝团队主要成员围绕脂肪肝相关问题，历时近一年，编写本书。

国家华中地区区域中医肝病诊疗中心依托于河南中医药大学第一附属医院脾胃肝胆病科，该科为国家临床（中医）重点专科、全国肝胆病防治技术示范基地、河南省肝病中西医结合诊疗中心、药物性肝损害协作组组长单位、脂肪性肝病协作组副组长单位、国家食品药品监督管理局临床药理试验基地、首届全国中医特色护理优秀科室。脾胃肝胆病科由消化内窥镜诊疗中心、人工肝血液净化中心、中医特色治疗中心、肝病实验室组成，开设病床 200 张，年出院患者 7 000 余人次，年门诊量 14 万人次。以中医药防治非酒精性脂肪性肝病、病毒性肝炎、肝硬化、消化道肿瘤，以及胰腺、胃肠疾病为特色。脂肪肝为本中心重点优势病种之一。

该中心学科带头人、全国名中医赵文霞教授率领脂肪肝团队开展脂肪肝科研、临床和科普宣传等工作已有 30 年，担任本书第一主编，负责全书的统筹策划和书稿审核；第二主编刘晓彦是主任中医师、硕士生导师，20 余年来长期从事脂肪肝的临床、科研和科普宣传工作，负责本书的体例和插图设计及治疗篇、故事篇的编写工作；副主编马素平是主任中医师、博士生导师，在治疗慢性肝炎、肝硬化、肝衰竭等肝病方面积累了 30 余年临床和科研经验，负责基础篇前半部分内容编写；副主编刘江凯是副主任医师、硕士生导师，在酒精性肝病、脂肪肝等领域有深入研究，负责基础篇后半部分编写；副主编王晨晓博士在本书的视频录制、链接制作等方面做了大量的工作，并负责附录部分内容的整理；张小瑞、梁浩卫主治医师负责诊断篇的编写工作；顾亚娇主治医师编写了本书治疗篇中医外治法的内容；张丽慧主治医师编写了养肝篇的主要内容；研究生代静慧协助编写了本书第一篇内容。同时，感谢郝尧坤博士、肖准博士，以及河南中医药大学第一附属医院脾胃肝胆病科护理团队在本书编写过程中给予的帮助和支持！

考虑到纸质图书的局限性，本书专门制作了可通过扫描二维码在手机上阅读和收看的图文、视频等相关内容，便于读者学习参考。

由于编者对于科普读物的编写水平有限，书中有可能存在不妥和纰漏之处，敬请读者和同仁指正。

编者

2022 年 3 月 20 日

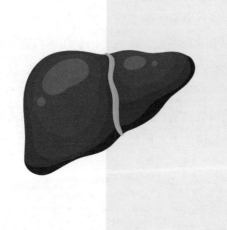

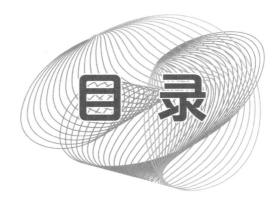

目 录

一、基础篇

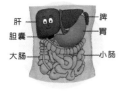

肝　脾
胆囊　胃
大肠　小肠

二、诊断篇

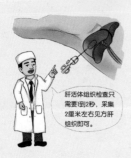

肝活体组织检查只需要1到2秒，采集2厘米左右见方肝组织即可。

三、治疗篇

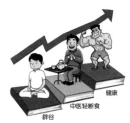

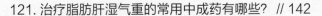

四、养肝篇

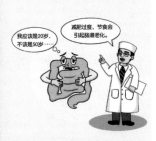

五、故事篇

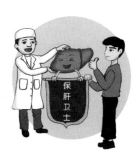

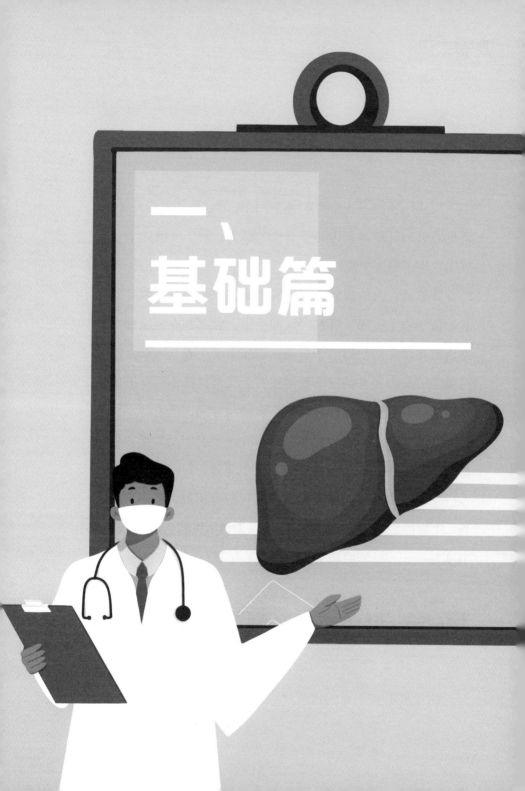

一、
基础篇

肝脏长在哪个位置?

"心肝宝贝"——人们常用这个词来形容最珍贵的人或物,可见心脏和肝脏对人体的重要性。那么,对于肝脏这个"宝贝",你了解多少呢?

肝脏长在人的腹腔上部,膈肌下方,分为左右两叶,肝右叶位于右上腹部,肝左叶延伸至中上腹部和左上腹部。正常肝脏在体表的投影位于右侧胸廓靠下的位置,大部分被肋弓覆盖,所以正常情况下我们在右上腹部是摸不到肝脏的。肝脏上方是右侧胸膜和右肺底,被膈肌分隔,肝右叶下部与结肠、右肾上腺和右肾相邻;肝右叶底部靠前是胆囊。肝左叶上方与心脏相邻(也有膈肌),小部分与腹前壁相邻;肝左叶下方与胃相邻。由于肝位置与胃、肺相近,当出现右上腹、上腹部或右侧胸痛时,常被误以为得了胃病、胸膜炎等,其实是"小心肝"生病了!

肝脏是什么样子的?

由于肝脏有丰富的血液供应,新鲜肝脏看上去是棕红色的，呈楔形，质软而脆，肝底朝向右侧腹壁，尖端窄薄指向脾。肝脏的左右两叶，由一条纵行韧带分隔。肝脏下面有左右两条纵沟，中间有一条横沟，三条沟形成"H"形，是肝脏分叶的标志。横沟内有肝动脉、门静脉、肝内胆管、淋巴管和神经等管腔结构通过，被称为肝门。肝脏穿了一层灰白色的"外衣"（肝被膜），并且被众多韧带固定于腹腔内，不会轻易移动到其他部位。

肝脏是人体内脏中最大的实质性脏器，也是最大的腺体，堪称"大块头"。由于性别、身高、体重、年龄的差异，其大小和重量也有区别。我国成年男性肝脏的重量为 1.23 ~ 1.45 kg，女性为 1.1 ~ 1.3 kg，占体重的 1.8% ~ 3.1%。肝脏从左到右最大横径 15 ~ 20 cm，从前到后最大直径 12 ~ 15 cm。

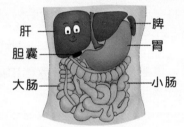

肝　胆囊　大肠　脾　胃　小肠

3 肝脏有哪些功能？

肝脏就像人体的化工厂，昼夜不息地工作，工种复杂，堪称"一岗多责"，既能"加工合成"，又能"代谢利用"，还能"分解排泄"，并且在人体解毒和免疫调节方面也发挥着重要作用。

（1）合成功能：肝脏参与白蛋白、凝血因子、胶原蛋白及谷胱甘肽等多种物质的合成，发挥重要的生物学功能。例如，患肝硬化、肝癌等严重肝病时，肝脏不能合成足够的白蛋白、凝血因子等，就容易出现低蛋白血症、凝血因子减少，从而导致腹水、出血等并发症。

（2）代谢功能：人的生命活动离不开新陈代谢，肝脏就是人体的"代谢能手"，既能代谢营养物质，如碳水化合物、蛋白质、脂肪和维生素等；也能代谢非营养物质，如激素、胆红素、药物等。如代谢脂肪功能出现异常，会导致过多脂肪沉积于肝脏，形成脂肪肝。

（3）分解排泄功能：肝脏在胆红素、胆盐、胆汁的形成及排泄过程中具有重要作用。肝细胞对胆红素的摄取、结合

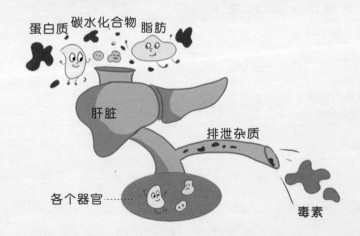

和排泄过程，任何一个环节发生障碍，均可使血液中胆红素增高，引起黄疸。

（4）解毒功能：人体内某些物质，如药物、毒物、乙醇、激素、脂溶性维生素（维生素A、维生素D、维生素E、维生素K）、微量元素（铁、铜、硒、锌、锰、钴）等，含量过多可产生毒性，肝脏可以通过解毒功能促进毒性物质的清除，防止中毒。例如，肝脏对药物的解毒功能出现问题，会患药物性肝炎；对乙醇（酒精）解毒不及时，易患酒精性肝病。

（5）免疫功能：肝脏合成免疫球蛋白以调节免疫，也可产生炎症细胞因子、趋化因子和补体等参与人体免疫性疾病的发生及发展。当肝脏免疫功能下降时，容易患乙型肝炎、丙型肝炎等疾病。而肝脏免疫功能亢进时，容易患自身免疫性肝病。

肝脏的以上功能是互相配合、共同进行的，每时每刻都在为人体的生命活动默默奉献。即便自身"劳累成疾"，也常常不声不响地坚守岗位（不易产生自觉症状），直到自己难以坚持才会向你拉响警报，出现肝区疼痛不适、消化不良或黄疸等症状。所以，即使我们的身体无明显症状，也要坚持规律体检，关注咱们的"小心肝"，不能让它受了委屈。

4 什么是脂肪肝？

　　脂肪肝是指过多脂肪沉积于肝脏造成的一种慢性肝病。常因脂肪摄入过多（如高脂肪饮食）或代谢障碍（过多脂肪不能及时排出）而导致肝细胞被脂肪细胞侵占，肝细胞不能正常"工作"，导致一系列病变。其实，正常肝脏中也含有脂肪，但其含量不超过肝湿重的 5%，当超过这个比例或显微镜下观察有 1/3 以上的肝细胞发生脂肪变性，就叫作脂肪肝。

前面谈到，正常肝脏是棕红色的，形成脂肪肝后，由于脂肪组织是淡黄色的，肝脏颜色就会发黄，个头也会变大，和它的主人一起"胖"起来。

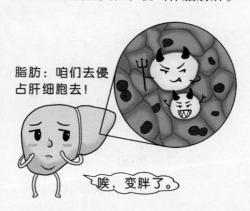

脂肪：咱们去侵占肝细胞去！

唉，变胖了。

要点提示

这些脂肪是散布在众多的肝细胞里，而不是肝脏表面包裹了一层脂肪，所以"把肝脏表面的脂肪剥离掉脂肪肝就会好"的想法堪称异想天开！

你的肝脏也怕胖

5 脂肪肝是病吗？

不少人认为脂肪肝是"富贵病"，不是真正的疾病。事实上，脂肪肝是一种慢性病，并且已成为目前最常见的慢性肝病。判断一种状态是不是疾病，取决于这种状态对人体有没有损害。单纯脂肪肝可以发展到脂肪性肝炎，使肝细胞产生炎症损伤；发展到后期，会出现肝硬化、脾大、腹水等严重病变，少数甚至还会癌变。同时，脂肪肝不是"孤家寡人"，常和肥胖、糖尿病、高脂血症、高血压、高尿酸血症、冠心病等"亲密伙伴"携手而来，有时还会带上结直肠肿瘤、多囊卵巢综合征等"关系户"。所以说，脂肪肝是一种慢性疾病，即便自觉症状不明显，仍然可对人体产生多种危害，绝不可掉以轻心！

6 脂肪肝是怎么形成的？

脂肪肝的形成过程比较复杂。病因不同，脂肪肝的形成机制也有区别。其形成机制主要包括热量摄入过多、热量消耗过少、肝脏功能损伤、营养不良、全身代谢紊乱、患某些疾病、服用某些药物、家族史等。

（1）肥胖、营养过剩：多见于中青年脂肪肝人群。长期摄入高脂高热量饮食（油腻食物、甜食等），或暴饮暴食，或晚睡前吃夜宵等不良饮食行为，每天摄入热量远远超过消耗的热量，多余的营养物质转化成脂肪堆积在体内，引起肥胖。当肝内脂肪合成超过脂肪代谢时，多余的脂肪在肝脏沉积，引起脂肪肝。这属于热量摄入过多造成的脂肪肝。

（2）缺乏锻炼、运动不足：多见于长期伏案工作者、中老年人、行动不便者。此类人群饮食摄入不多，但由于体育

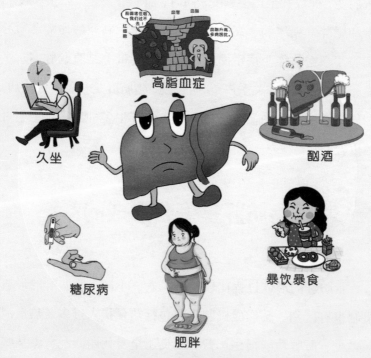

久坐

高脂血症

酗酒

糖尿病

肥胖

暴饮暴食

脂肪肝的形成原因

锻炼及运动过少，能量消耗降低，摄入的热量超过消耗的热量，引发脂肪肝。这属于热量消耗过少造成的脂肪肝。韩国一项研究发现，每天坐 10 h 的人比每天坐 5 h 的人，患脂肪肝的风险高 9%。

（3）长期大量饮酒：多见于中壮年男性、应酬较多的人。肝脏是代谢乙醇（酒精）的主要脏器，乙醇在肝脏的代谢过程中会增加脂肪合成酶的活性，加剧肝内脂肪酸和甘油三酯的沉积，增加肝脏脂肪合成量，同时又可影响肝脏脂肪分解代谢、脂肪酸的 β 氧化及脂蛋白的合成与运输，从而促进脂肪肝的形成。这属于肝脏功能损伤造成的脂肪肝。

（4）营养不良、长期节食减肥：此种情况多见于追求苗条身材、年轻爱美的女性。如果长期节食减肥，人体热能供应不足、蛋白质供应低下，可导致脂肪动员增加，运输脂肪的优质蛋白不足，大量脂肪酸从脂肪组织释出进入肝脏，使肝内脂肪蓄积而造成营养不良性脂肪肝。这属于营养不良造成的脂肪肝。

（5）患有某些疾病：多见于各种慢性病患者，如患高脂血症、2 型糖尿病等疾病，可造成脂肪和糖类代谢紊乱，形成脂肪肝。这属于全身代谢紊乱。其他如基因 3 型的慢性丙型肝炎、甲状腺功能减退症、垂体功能减退症、多囊卵巢综合征等疾病患者，也属于脂肪肝高危人群，比普通人更容易患脂肪肝。

（6）服用某些药物：多见于长期服药或滥用药物的人。如四环素、肾上腺皮质激素及含有砷、铅、银、汞等的药物，可直接损伤肝细胞，造成肝脂肪变；某些降脂药也可通过干扰脂蛋白的代谢而诱发脂肪肝。

（7）脂肪肝家族史：如果父母双方，甚至爷爷、奶奶、外公、外婆都有脂肪肝，那么孩子大概率也会患脂肪肝。

与之相反，饮食比较清淡、爱好运动健身、长年从事体力劳动、没有上述危险因素、家庭成员偏瘦的人患脂肪肝的概率就要小得多，即便患了脂肪肝，一般也比较轻微，更容易治好。

以上概括起来，就是吃得太多（食物、药物）、喝得太多（酒类）、体形太胖（先天或后天）、动得太少或者吃得太少（节食减肥太快）、其他疾病等，都是脂肪肝的常见病因。

 脂肪肝是如何分类的?

脂肪肝的分类有以下几种：

（1）按病因来分：脂肪肝可分为非酒精性脂肪性肝病（简称非酒精性脂肪肝）、酒精性脂肪性肝病（简称酒精性脂肪肝），以及其他特殊类型的脂肪肝（如药物或丙型肝炎病毒感染导致的脂肪肝）三大类。

（2）按病程长短来分：脂肪肝可分为急性脂肪肝和慢性脂肪肝。急性脂肪肝较少见，常见病因主要为妊娠期急性脂肪肝或某些药物（丙戊酸钠、四环素、水杨酸盐等）导致的脂肪肝，特点是起病急（病程不超过半年）、进展快、症状明显、预后差。我们通常所说的脂肪肝主要指慢性脂肪肝，如酒精性脂肪肝和非酒精性脂肪肝，特点是起病慢（病程多在半年以上）、进展慢、症状不明显，大多预后良好。

（3）按严重程度来分：病情由轻到重，脂肪肝可分为单纯性脂肪肝、脂肪性肝炎和脂肪性肝纤维化或肝硬化。

（4）按病变范围来分：可分为弥漫性脂肪肝和局限性脂肪肝。前者指出现脂肪变的肝细胞均匀分布在整个肝脏，最为多见；后者指只有肝脏某些局部肝细胞出现了脂肪变，相对少见。通过 B 超或 CT、MRI 检查很容易区别。

⑧ 什么是非酒精性脂肪肝？

非酒精性脂肪肝是指除酒精和其他明确的损肝因素所致的，以弥漫性肝细胞大泡性脂肪变为主要特征（这个特征只有在显微镜下才能看到）的代谢性疾病，包括单纯性脂肪肝（肝功能基本正常），以及由其演变而来的脂肪性肝炎（肝功能显示肝酶升高）和肝硬化（彩超或 CT 等检查提示）。从医学的严格意义上讲，有些脂肪肝即便肝功能化验正常，但如果肝活体组织检查显示肝细胞出现明显炎症损伤，也属于脂肪性肝炎。这是因为肝脏炎症反应比较轻微，还没有达到导致肝酶升高的程度。通俗来讲，即使转氨酶正常，也可能有肝炎甚至早期肝硬化。在脂肪肝"大家族"中，非酒精性脂肪肝是主要成员，老百姓平常所说的脂肪肝也多指非酒精性脂肪肝。

什么是酒精性脂肪肝?

酒精性脂肪肝是指由于长期大量饮酒导致的脂肪肝，其病变严重程度由轻到重可分为酒精性脂肪肝、酒精性脂肪性肝炎、酒精性脂肪性肝硬化三个阶段。通俗来讲，既有酒精肝，又有脂肪肝，就是酒精性脂肪肝。脂肪肝主要依靠 B 超、CT、肝脏瞬时弹性检测等检查发现，有无酒精性肝病需要根

酒精性肝病的患者
为什么会营养不良

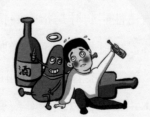

据患者的饮酒史并计算平均每天摄入的乙醇（酒精）含量求出。如果既有脂肪肝，饮酒史也达到标准，就是酒精性脂肪肝。具体诊断标准详见第二篇第 66 个问题。

10 脂肪肝和酒精性肝病有什么区别和联系？

脂肪肝和酒精性肝病既有区别又有联系。

（1）脂肪肝与酒精性肝病的区别：

1）发病原因及机制不同。平时所说的脂肪肝有广义和狭义之分，广义上的脂肪肝包括非酒精性脂肪肝、酒精性脂肪肝；狭义上的脂肪肝主要指非酒精性脂肪肝，也就是老百姓通常所说的脂肪肝，该类型脂肪肝患者无大量饮酒史，因为肥胖、高热量高脂肪饮食、缺少运动等原因造成过多脂肪沉积于肝脏，形成脂肪肝。酒精性脂肪肝只是酒精性肝病中的一种。概括来讲，从发病原因来看，非酒精性脂肪肝的病因是脂肪过多，酒精性脂肪肝的病因是饮酒过多。从发病机制来看，非酒精性脂肪肝是机体代谢紊乱导致过多脂肪组织沉积于肝脏，所以又叫"代谢相关性脂肪肝"；酒精性肝病是乙醇造成的中毒性肝损伤，初期通常表现为酒精性脂肪肝。

2）临床表现不同。非酒精性脂肪肝主要有体重超重和内脏型肥胖累及肝脏的表现，大多无肝病症状，多在常规体检中因肝功能异常、肝脏肿大或肝脏超声检查提示"明亮肝"被偶然发现。少部分患者有乏力、右上腹不适、睡眠障碍等症状。酒精肝的临床表现轻重不一，轻者仅表现为无症状的肝大（肝大的程度较非酒精性脂肪肝更明显）；重者可出现门静脉高压，甚至肝功能衰竭，还可并发肝内胆汁淤积、低血糖、溶血性贫血等。此外，酒精性肝病患者可有酒精依赖、酒精戒断，以及各种维生素缺乏的表现，如末梢神经炎、口角炎、舌炎、皮肤瘀斑等。简单而言，脂肪肝的表现多有体形肥胖；酒精肝则不一定肥胖，往往肝大更明显。

（2）脂肪肝与酒精性肝病的联系：二者的共同之处在于都有脂肪肝。如果既有肥胖、高脂血症等非酒精性脂肪肝的病因，同时也有大量饮酒史，符合酒精性肝病和非酒精性脂肪肝双重条件，这种情况称作混合性脂肪肝。

总之，脂肪肝是非酒精性脂肪肝、酒精性脂肪肝和混合性脂肪肝的统称。而酒精性肝病是与大量饮酒相关的一类肝病，脂肪肝和酒精性肝病在酒精性脂肪肝时有交集。

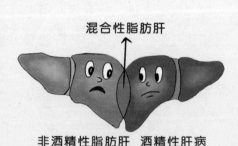

混合性脂肪肝

非酒精性脂肪肝　酒精性肝病

11 什么是代谢相关性脂肪肝?

代谢相关性脂肪肝全称为代谢相关性脂肪性肝病（MAFLD），由"非酒精性脂肪性肝病"更名而来，病因及发病机制与非酒精性脂肪肝类似。代谢相关性脂肪肝在医学上的定义为：肝活体组织检查，或者影像学，或者血液生物标志物检查提示脂肪肝，同时合并超重或肥胖、2 型糖尿病、代谢功能障碍。代谢功能障碍指的是符合以下 7 项中的 2 项：①腰围增粗，男性 >90 cm，女性腰围 >80 cm；②血压 >130/85 mmHg 或接受调脂药物治疗；③血浆甘油三酯 >1.7 mmol/L 或接受降压药物治疗；④血浆高密度脂蛋白胆固醇：男性 <1.0 mmol/L，女性 <1.3 mmol/L，或接受调脂药物治疗；⑤糖尿病前期：空腹血糖 5.6~6.9 mmol/L 或早餐后 2 h 血糖 7.8~11.1 mmol/L 或糖化血红蛋白（HbA1c） 5.7%~6.4%；⑥稳态模型评估胰岛素抵抗指数（HOMA）≥ 2.5；⑦血浆超敏 C 反应蛋白（hs-CRP）>2 mg/L。简单理解，就是检查发现有脂肪肝，抽血化验结果符合上面 7 项指标中的 2 项，就说明患有代谢相关性脂肪肝。

12 为什么患脂肪肝的人越来越多?

我国近年来脂肪肝发病率逐年增多，考虑与以下几个因素有关：

（1）饮食营养过剩。近年来，中青年人群学习、工作压力大，节奏快，使得快餐及深加工食品日渐普及，饮食不规律，饮食结构不合理，脂肪摄入过多，总体热量超标，超出了肝脏代谢脂肪的能力，形成脂肪肝。

（2）运动普遍缺乏。当今社会，生活节奏快，人们多以代步工具出行为主，并且由于工作、学习占用了大量时间、精力，很少进行体育运动，导致脂肪消耗减少。

（3）饮酒应酬过多。长期大量饮酒，乙醇毒性可使肝细胞反复发生脂肪变性、坏死和再生，而导致酒精性脂肪肝。如果不戒酒，继续发展可演变成酒精性肝炎、酒精性肝纤维化和酒精性肝硬化。

（4）药物滥用增多。网络信息的便利使"滥用药物"现象日趋严重，大部分人"通过自学成医"，患病后自己给自己开药，但是由于不具备专业知识，不能把握药物使用的适应证及禁忌证，从而造成肝脏损伤，轻则引起脂肪肝，重者引起肝衰竭。

（5）长期营养不良。大多数人都以为只有肥胖的人才会有脂肪肝，事实上非肥胖人群及营养不良偏瘦型的人也会患脂肪肝。过度节食或吃素食，机体长期处于饥饿状态，主要表现为低血糖，低血糖刺激交感神经功能亢进，加剧脂肪分解，过量脂肪酸进入血液，使血中游离脂肪酸增多而造成肝内脂肪蓄积。

（6）代谢性疾病多发。近年，全社会呈现肥胖、糖尿病、高脂血症等代谢性疾病高发趋势，这也导致脂肪肝的患病率明显升高。

（7）体检日益普及。这也是脂肪肝患病率越来越高的一个重要原因。过去很多人没有养成体检的习惯，即便患脂肪肝也不容易发现。而近年随着科技的发展，大多数脂肪肝都能够在体检中及时检查出来。

13 什么是肥胖症？

肥胖症是一种以体内脂肪过度蓄积和体重超常为特征的慢性代谢性疾病。也就是说，肥胖症的前提在于身体脂肪太多、体重增加，可能是全身脂肪过多，也可能是某部位（主要指腹部）脂肪过多。只有"胖子"才会患肥胖症吗？其实不然！那些看起来并不太胖的人，也可能会患肥胖症！只要体重、体重指数、腰围、腰臀比、体脂率等任一指标超过正常范围，都属于超重或肥胖。早在 1997 年，世界卫生组织把肥胖症确定为一种"慢性疾病"。肥胖症会引起脂肪肝、高脂血症、糖尿病、高血压、冠心病等多种疾病，还会缩短人的寿命，堪称人体健康的"隐形杀手"。

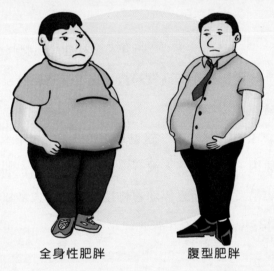

全身性肥胖　　　　　腹型肥胖

14 催生肥胖的"温床"有哪些？

有的人生下来就胖（如果父母双方都肥胖，孩子大多会有"遗传胖"），但大多数人是自己后来长胖的。下面这些生活习惯是打造肥胖的"温床"，看看自己中招了吗？

一是饭量大。管不住嘴，一吃起来就停不下来。如果少吃一口，"心理上"很快会感到饥饿（实际上身体并不需要进食），必须把少吃那口补回来。这种大饭量，如果没有运动员那样的高强度体能锻炼，仅依靠日常活动很难把这么多的热量消耗掉，多余的热量就会变成越来越多的"脂肪细胞"，堆积在腰部、腹部、颈部等部位，想不胖都难啊！

二是口味重，爱吃零食。喜欢吃肥肉、甜食、油炸食品等食物，经常把各种糕点、饮料当作零食，正餐照常吃。这种吃法，也许吃的总量并不多，但热量很高，照样让人长胖！经常把奶茶当零食的妹子们，逛街的时候来一杯奶茶打打"牙祭"，实际上等于吃下一个 100 g 的馒头！

三是经常不吃早餐。早上这个懒觉太重要了，没办法，谁叫昨晚刷手机太晚了呢？早上又赶时间上学上班，不能迟到啊！最终的结果是没有时间吃早餐。而且前一晚吃得多，早上也不饿呀。晚餐吃得多，甚至晚餐成"正餐"，或睡前加餐导致次日早起无食欲，不想吃早餐。

四是运动过少。能躺着绝不坐着，能坐着绝不站着，动一动就累，习惯于卧床刷手机、出门乘电梯、开汽车、坐地铁，很少运动锻炼，一天下来也走不了 3 000 步。

五是对于减肥没信心。不知不觉胖了起来，想尽办法瘦不下去。曾想减肥，但具体不知道怎么做。尝试节食减重，但是挨饿的滋味太痛苦；尝试运动减肥，但没时间去健身房，或者去过一段时间好不容易减下来一点儿，一旦停止锻炼就又长回去了。如此反复几次，逐渐失去信心。

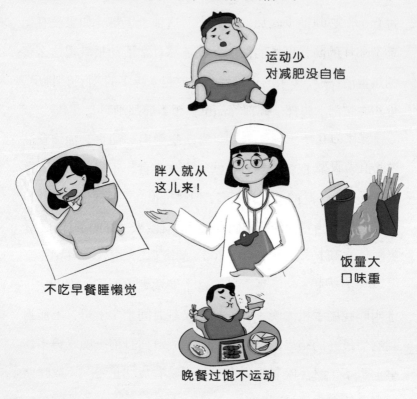

运动少
对减肥没自信

胖人就从
这儿来！

饭量大
口味重

不吃早餐睡懒觉

晚餐过饱不运动

15 如何判断自己肥胖？

判断肥胖的方法有以下几种：

（1）体重指数（BMI）：BMI= 体重 / 身高 ^{2}（kg/m^2）。
BMI<18.5 kg/m^2 为体重过低；BMI18.5~23.9 kg/m^2 为正常体重；
BMI24.0~27.9 kg/m^2 为超重；BMI ≥ 28 kg/m^2 为肥胖。

（2）腰围：指腰部周径的长度（经脐点水平面的腰部围长），是衡量脂肪在腹部蓄积程度的指标。男性腰围≥90 cm、女性腰围≥85 cm 为肥胖。

（3）腰臀比：指人体腰围与其臀围（股骨大转子与髂前上棘连线中点水平绕臀一周的长度）的比值。正常成年男性的腰臀比为 0.85~0.9，正常成年女性的腰臀比为 0.67~0.8，超过此值为腹型肥胖。

（4）标准体重：标准体重（kg）=身高（cm）-105；也可以是身高（cm）-100 后再乘以 0.9（男性）或 0.85（女性）。实际体重在标准体重上下浮动 10% 属于正常范围，在 10% 至 20% 者为超重，超过 20% 者为肥胖。

（5）腰围身高比：是指腰围与身高的比值。40 岁以下人群腰围身高比应不超过 0.5，40 ～ 50 岁者为 0.5 ～ 0.6，50 岁以上者不超过 0.6。

符合上述任何一条标准，都属于肥胖。

16 什么是"中国式肥胖"？

由于各个国家和地区饮食习惯、社会发展水平等差异，中国人的肥胖状况也有其特殊性。

（1）"中国式肥胖"趋势一：向心性肥胖人群逐渐增加。

中青年人群中，男性比女性胖。发展中国家和发达国家的肥胖存在性别差异。通常情况下，发达国家成年男性比女性胖，发展中国家除中国外是成年女性比男性胖。有研究显示，中国成年人腹部脂肪蓄积水平逐渐增高，向心性肥胖人群逐渐增加。腰围水平随年龄增加逐渐增大，50 岁之前男性腰围水平普遍高于女性，50 岁之后女性腰围随年龄增加的幅度更明显。

（2）"中国式肥胖"趋势二：儿童、青少年超重、肥胖率高，且不再局限于大城市。中国的儿童超重、肥胖情况非常严重。一直以来，人们的印象都是城市儿童、青少年的肥胖率比较高，因为城市里的儿童、青少年过着比较优渥的生活。然而，近年大中城市、富裕乡村都成为我国的儿童、青少年超重、肥胖的流行区，以往认为"中国儿童肥胖主要在城市流行"的结论已过时。"中国式肥胖"问题中，儿童、青少年肥胖问题非常严峻，成为儿童、青少年脂肪肝高发的首要原因。

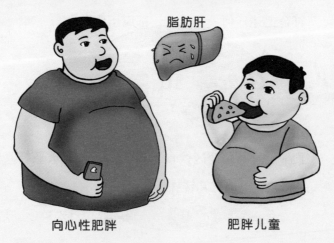

脂肪肝

向心性肥胖　　　　　肥胖儿童

17 什么是"病态胖"和"健康胖"?

是不是所有的肥胖都是"病"呢?答案是否定的!临床上有这样的情况,计算 BMI 判定为超重或肥胖的一部分人无脂肪肝、高脂血症等疾病,而 BMI 正常的一部分人,却患脂肪肝、高脂血症等疾病。

这是因为当我们使用 BMI 去衡量肥胖程度时,是以假设脂肪组织在全身平均分布为前提的,并没有考虑脂肪分布位置的不同可影响健康。

其实关于肥胖,我们真正应该做的是:别只盯着体重!关注体脂率和肌肉量才是王道!

体脂率是指人体内脂肪重量在总体重中所占的比例,又称体脂百分数,它反映人体内脂肪含量的多少。一般来说,男性体脂率正常值为 10%~18%,女性为 20%~25%。体脂率越低越好。一般情况下,我们看到的胖人,绝大多数都是体脂率高造成的肥胖,但有些缺乏运动锻炼的女性,看似不是太胖,但体脂率偏高,也属于肥胖。这些是"病态胖",对健康都有不利影响。

肌肉量就是身体中肌肉所占的比例。一般人的肌肉占体重的 35%~45%。肌肉量超标,总体重也会超标。但这种情

况属于"健康胖"。因为一般来讲，肌肉量越高越好（同时
BMI 不超过正常体重的 25%）。如果肌肉量高，人体的基础
代谢率也高，能消耗更多热量，就不容易发胖。此外，肌肉
发达，人体力量、稳定性、灵活性等更强，免疫力也更好。
如肌肉十分发达的健美运动员、欧美大片中的"肌肉男"，
就属于"健康胖"。

　　体脂率、肌肉量等身体成分比例已成为重要的体检指标，
对于评估是否肥胖及肥胖类型的准确度更高。让我们做一个
"健康胖"而不是"病态胖"的人！

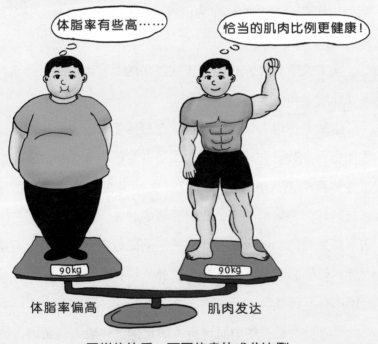

同样的体重，不同的身体成分比例

18 为什么不胖的人也会得脂肪肝?

大约有 2/3 的脂肪肝患者为体形较胖者;而另外 1/3 的患者并不胖,甚至看起来很苗条,但他们属于"隐性肥胖",就是人们常说的"虚胖"。隐性肥胖同样是因为高脂高热量饮食摄入过多、运动量少等不良生活习惯,导致肌肉量减少,身体脂肪比例增加,而体重增加并不明显,所以看起来并不胖,但仍会有过多脂肪沉积于肝脏,形成脂肪肝。研究显示:如果腰围身高比、甘油三酯等指标升高,意味着体内出现"隐

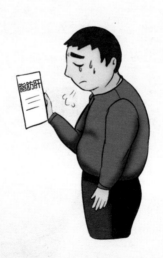

性肥胖"，可能已经患脂肪肝，此时建议行彩超或者肝脏脂肪变检测，以明确是否患脂肪肝。

19 肥胖者为什么先胖肚子?

肥胖者的显著特征就是肚子大，俗称"啤酒肚"，医学上称为向心性肥胖或腹型肥胖。向心性肥胖时，脂肪沉积在腹部皮下及腹腔内，主要堆积在肝脏、胰腺、胃肠道等器官周围和内部。腹型肥胖多表现为苹果型身材，腰围常大于臀围，而四肢则没有明显肥胖。之所以"人胖先胖肚子"，也是有原因的：

（1）脂肪分布差异。当人体摄入的热量大于消耗的热量时，剩余的热量会转化为脂肪，为了方便及时调取利用，脂肪会优先储存在内脏附近，也就是腹部，这是肥胖人群先胖肚子的主要原因。所以要想改善腹部肥胖，要远离高热量食物，另外保持良好的运动习惯是改善腹型肥胖的关键。

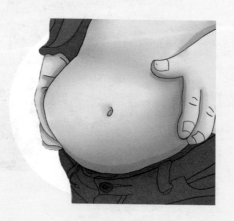

（2）腹部肌肉属性。腹部的肌肉是平滑肌，抵抗脂肪的能力较差，这是腹部容易堆积脂肪的又一个重要因素。对于一些平时不喜欢运动或者经常摄入过多脂肪的人来说，平滑肌容易出现形状改变，转变为脂肪组织堆积在腹部，形成腹型肥胖。

（3）久坐少动。许多上班族由于久坐而缺乏运动，很容易在腹部形成深层脂肪，而导致腹型肥胖。

20 肥胖的"双生子"指的是什么？

肥胖的"双生子"指的是脂肪肝和胰腺炎，这二者真可谓是"难兄难弟"。肥胖，一方面会导致肝内脂肪沉积，最终引起肝脂肪变和肝脏损伤，造成肝功能异常；另一方面肥胖会增加患胰腺炎的风险。肥胖的人更多见暴饮暴食的不良饮食习惯，而暴饮暴食会增加胰液分泌，胰液增多则会导致胰腺自身消化，引发胰腺炎。此外，肥胖患者往往合并高脂血症，甘油三酯 ≥ 11.3 mmol/L 极易诱发急性胰腺炎，重症患者病情凶险，病死率高。所以，肥胖的人容易同时患上脂肪肝和胰腺炎这两种疾病。别拿肥胖不当回事儿，尤其是腹型肥胖患者，更要提高警惕，平时切忌暴饮暴食，提倡规律饮食、控制食量，尽可能戒酒，加强体育锻炼、定期进行健康体检。

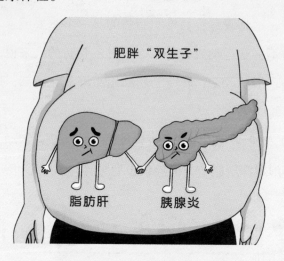

21 **血脂有什么作用?**

　　血脂是指人体血液中的脂质，是血浆中甘油三酯、胆固醇、磷脂及游离脂肪酸的总称，是人体维持基础代谢的必需物质。血脂中的主要成分是甘油三酯和胆固醇，其中甘油三酯参与人体内能量供给与新陈代谢，而胆固醇则主要用于合成细胞膜、类固醇激素和胆汁酸。磷脂具有维持新陈代谢、增强人体的免疫力、促进脂肪代谢等作用。可见，血脂在人体生命活动中发挥着重要的作用，在一定程度上反映机体的营养状态和代谢功能是否正常。长期营养不良者可能出现血脂下降，而营养过剩者则容易出现高脂血症。

22 高脂血症是怎么回事？

由于人体脂质摄入过多，代谢或转运异常等原因，使血浆脂质高于正常，医学上称为高脂血症，就是常说的"高血脂"。主要表现为血胆固醇、甘油三酯、低密度脂蛋白升高，高密度脂蛋白降低。高脂血症主要分为以下四种：高胆固醇血症、高甘油三酯血症、混合型高脂血症和低高密度脂蛋白胆固醇血症。符合其中之一都叫作"血脂异常"。值得注意的是，其他指标都是高于正常叫作"高血脂"，但高密度脂蛋白这

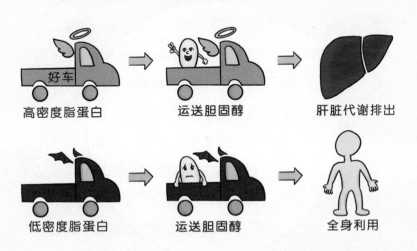

| 高密度脂蛋白 | 运送胆固醇 | 肝脏代谢排出 |

| 低密度脂蛋白 | 运送胆固醇 | 全身利用 |

个指标恰恰相反，它属于"好的血脂"，低了反而属于"高脂血症"。

23 人体脂肪的"来龙去脉"是怎样的？

（1）来源：①饮食摄入；②脂肪动员；③非糖物质转化。

（2）消化：饮食摄取的脂肪在小肠上段经各种酶及胆汁酸盐的作用，水解为甘油、脂肪酸等。

（3）吸收：中链、短链脂肪酸构成的甘油三酯乳化后即可被吸收，经门静脉入血；长链脂肪酸构成的甘油三酯与载脂蛋白、胆固醇等结合成乳糜微粒，经淋巴入血。

（4）合成：肝脏、脂肪组织、小肠是合成脂肪的重要场所。①甘油一酯途径：这是小肠黏膜细胞合成脂肪的途径，由甘油一酯和脂肪酸合成甘油三酯。②甘油二酯途径：肝细胞和脂肪细胞的合成途径。③脂肪细胞：利用葡萄糖代谢提供的 3-磷酸甘油合成脂类。

（5）代谢：①为机体提供能量及营养物质，是体内脂肪最大的去路；②脂质中的磷脂可以作为细胞膜的主要结构物质，组成基本支架；③胆固醇的转化：转化为胆汁酸（主要途径）、固醇类激素（如糖皮质激素及性激素）和维生素 D_3；④合成糖原或以脂肪形式储存于皮下、肠系膜等处。

知道了人体脂肪的来龙去脉，我们就知道了如何利用对健康有利的脂类，减少过多的脂肪对健康造成的影响，保持健康。

24 肝脏和血脂有什么关系?

肝脏在脂类的消化、吸收、分解、合成及运输等代谢过程中均起重要作用。

（1）消化、吸收：肝脏分泌胆汁，其中的胆汁酸盐是胆固醇在肝脏的转化产物，能乳化脂类，可促进脂类的消化和吸收。

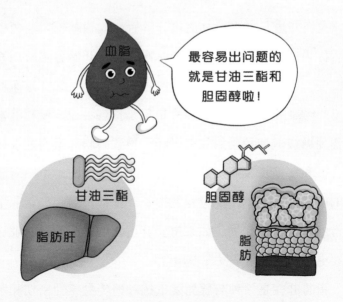

（2）分解：肝脏是氧化分解脂肪酸的主要场所，为机体提供能量，维持人体所需能量。

（3）合成：肝脏是合成脂肪酸、甘油三酯、胆固醇和磷脂的主要场所。肝脏合成的胆固醇占全身合成胆固醇总量的80% 以上，是血浆胆固醇的主要来源。磷脂合成障碍将会导致甘油三酯在肝内堆积，形成脂肪肝。

（4）运输：肝脏可合成蛋白质，蛋白质是脂质运输的载体，能够结合和运输血脂到机体各组织进行代谢及利用。

25 胰岛素抵抗与脂肪肝有什么关系?

我们知道，食物经过消化分解后变成葡萄糖，葡萄糖入血后称为血糖。当血糖升高的时候，胰腺开始分泌胰岛素进入血液，将葡萄糖分解利用，使血糖降低到正常空腹血糖水平（3.9~6.1 mmol/L）。胰岛素抵抗是指各种原因使胰岛素促进葡萄糖摄取和利用的效率下降，导致高胰岛素血症、代谢综合征和 2 型糖尿病。简单来说，就是指体内的组织对胰岛素的敏感性降低了，反应变迟钝了，正常量的胰岛素起不到正常的降低血糖作用，如果想要有正常的降糖效果，那么就需要更多的胰岛素来发挥作用。

脂肪肝就是一种与胰岛素抵抗和遗传易感性密切相关的

代谢应激性肝损伤。机体发生胰岛素抵抗时，外周脂肪分解增加和出现高胰岛素血症，引起脂肪在肝细胞蓄积，过多的脂肪可损害肝细胞，医学上称为"脂毒性"，同时还会造成肝脏对损害因子的敏感性增加，从而促进脂肪肝的形成和发展。这就是所谓的"脂肪伤了肝"。

26 脂肪肝对人体有哪些危害？

脂肪肝不仅对肝脏本身有危害，对全身多系统都有危害。

（1）对肝脏本身的危害：单纯脂肪肝如不控制可以发展成脂肪性肝炎、肝硬化甚至肝癌。

（2）对心血管的危害：脂肪肝多合并有脂肪代谢异常，

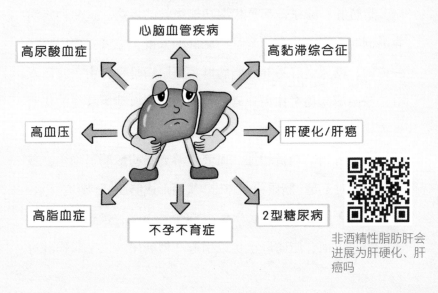

非酒精性脂肪肝会进展为肝硬化、肝癌吗

可促进动脉粥样硬化的形成，还可诱发和加重高血压、冠心病。

（3）其他危害：脂肪肝可诱发或加重高脂血症、2 型糖尿病、高尿酸血症和高黏滞综合征等多种疾病，降低人体免疫功能、解毒功能，影响人的消化吸收功能，诱发胆囊炎、胆结石等胆囊疾病，以及胃食管反流病、结直肠息肉甚至肿瘤等多种疾病，降低生活质量，影响远期寿命等。

另外，脂肪肝还是不孕不育的相关原因，怀孕期间还可引起妊娠期急性脂肪肝，病情严重者可诱发急性肝衰竭，导致早产或流产，危及母婴或胎儿生命。

27 脂肪肝和糖尿病有什么关系？

脂肪肝和糖尿病都是代谢功能失常的疾病。这两种疾病容易同时出现在代谢综合征、肥胖的人群，二者互为因果。一方面，糖尿病容易导致脂肪肝。糖尿病是一种由于胰岛素分泌缺陷或胰岛素作用障碍所致的、以高血糖为特征的代谢性疾病。糖类代谢异常，多余的糖类转化成脂肪蓄积于肝；糖尿病患者脂肪动员增加，血液中游离脂肪酸明显增多，载脂蛋白相对不足，脂质代谢障碍，从而形成脂肪肝。研究显示，糖尿病患者中脂肪肝患病率高达 58% ~ 70%，远远高于普通人。另一方面，脂肪肝也可以引起 2 型糖尿病，又叫作肝源性糖尿病。即使单纯的脂肪肝，任其病情发展，也会出现肝脏对糖的代谢失调，导致血糖紊乱，诱发 2 型糖尿病。

28 脂肪肝和高血压有什么关系？

脂肪肝和高血压关系密切。二者均属于代谢异常性疾病，共同的危险因素均有喜食高脂肪高热量食物、肥胖、缺乏运动、遗传。高血压患者对脂肪的脂解作用较强，大量的脂肪被分解成脂肪酸进入肝脏，肝脏无法代谢大量脂肪酸，形成脂肪肝；同时高血压患者需要长期服用降压药，降压药多通过肝脏代谢，其有可能对肝脏造成一定的负担，引起肝功能受损，而脂质代谢障碍导致或加重脂肪肝。所以，脂肪肝和高血压又可相互影响。

29 脂肪肝和冠心病有什么关系？

冠心病是指由于脂质代谢异常，血液中的脂质沉着在冠状动脉内膜上，脂质堆积而形成类似粥样的白色或黄色斑块，这些斑块逐渐增多造成动脉管腔狭窄，使血流受阻，导致心脏缺血，引发心绞痛、心肌梗死等。脂肪肝属于脂质代谢障碍类疾病，脂质代谢异常是冠心病最重要的危险因素，其中低密度脂蛋白、极低密度脂蛋白具有明确的致动脉粥样硬化的作用。故脂肪肝和冠心病具有明确相关性。

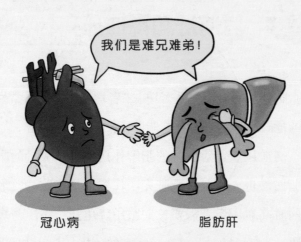

30 脂肪肝患者为何常见尿酸升高?

　　血液中尿酸升高的原因在于高嘌呤导致尿酸生成过多或排泄减少。脂肪肝常见病因多为高脂高热量饮食，这些食物大多为高嘌呤食物，尿酸是嘌呤的代谢产物，进食过多高嘌呤食物，可造成尿酸生成过多，最终导致尿酸升高。肾脏是尿酸的主要代谢器官，脂肪肝患者合并肾脏疾病时（如脂肪肝合并糖尿病肾病或高血压肾病等），会出现肾功能障碍，尿酸排泄减少，也易造成尿酸升高。

31 为什么脂肪肝患者更容易血黏度升高？

　　血黏度升高，医学上叫作高黏滞综合征，是因血液黏滞性增高引起的临床综合征，其与红细胞变形性降低或聚集性增高，血小板功能亢进，纤维蛋白原、胆固醇含量增高或红细胞比容增高等因素有关。血液流变学及血脂检验有助于诊断。临床主要表现为头昏头痛、头胀多梦、失眠健忘、心悸怔忡、肢体麻木、舌质暗红有瘀斑、脉涩滞等。引起血黏度升高的原因主要为肥胖、高脂血症、动脉硬化、长期饮酒等，与脂肪肝的病因基本相同。在这些致病因素作用下，容易造成脂肪肝，也易导致血黏度升高。血黏度升高会使血液流速减慢甚至停滞，血流量减少，造成微循环障碍，局部缺血、缺氧、营养障碍，从而造成脏器损害，如肝硬化、心脑血管疾病、慢性肾病等多与此有关。目前，高黏滞综合征也被列为代谢综合征。

32 脂肪肝会造成肝硬化、脾大吗？

　　造成脾大的原因较多，主要有生理性脾大和病理性脾大两类。生理性脾大是指先天性脾大，病理性脾大主要见于肝硬化门静脉高压，其他如脾脏的淤血性疾病、某些感染性疾病、免疫性疾病、代谢性疾病，以及肿瘤、血液病等也可能引起脾大。

脂肪肝一般不引起脾大，但如果脂肪肝长期反复出现肝脏细胞炎症损伤，就容易出现肝纤维化，导致肝硬化的发生，门静脉压力升高，出现由脾脏向肝脏血液回流障碍，就有可能出现脾大。所以，如果脂肪肝患者出现脾大，首先要判断脾大与脂肪肝有无关系，如没有相关性，不能认为是肝硬化的表现；如有相关性即严重脂肪肝导致肝纤维化，肝功能异常，进而出现门静脉高压，影响相邻脾静脉的压力增大，导致脾大，这可以认定是肝硬化的表现。如果有肝硬化的表现，在血常规检查时，白细胞、血小板甚至红细胞都会明显下降，这可能是肝硬化比较重要的证据。同时在抽血化验肝功能时，转氨酶轻度异常，但是白蛋白偏低，白球比偏低，这样有可能就是肝硬化。同时还可以通过做肝脏 B 超、肝脏瞬时弹性检测或者腹部 CT 检查判断有无肝硬化，如果有肝硬化，可说明脾大与脂肪肝、肝硬化相关；如果没有肝硬化，脾大可能是先天性的。所以，脂肪肝有可能造成脾大，主要是病情发展到肝硬化阶段且出现门静脉高压的后果，在脂肪性肝炎阶段及时治疗、防止病情进展至关重要。

33 脂肪肝会癌变吗?

答案是肯定的,脂肪肝有可能癌变。二十年前在我国,乙型肝炎是肝癌形成的主要原因,但是随着大众对乙型肝炎防控理念的增强,乙肝疫苗的普遍接种,新增乙型肝炎明显减少,排除乙型肝炎、丙型肝炎、酒精等原因后,仍有一部分肝硬化、肝癌患者找不到原因,学者们经研究发现,"元凶"居然是脂肪肝! 很多人体检时提示脂肪肝,但并未引起足够重视。事实上,脂肪肝出现后若不加干涉,可能会逐步向肝癌发展。脂肪肝可从最初的单纯性脂肪肝,在酒精、肥胖、药物、病毒等因素诱发下形成肝炎、肝纤维化,随后会发展至肝硬化。尤其是出现了肝硬化结节后,癌变的概率会显著增高。最新研究还发现,部分非酒精性脂肪肝还可能不经过肝硬化直接发展为肝癌。

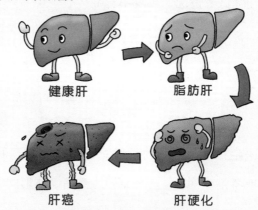

健康肝　　　脂肪肝

肝癌　　　肝硬化

34 脂肪肝患者为什么容易不孕、不育?

不孕指有正常性生活并未采取避孕措施 12 个月后未妊娠。不育指以婚后女方正常,有正常性生活而两年不能生育为主要表现的男科疾病。通常女性患者称为不孕症,而男性患者称为不育症。不孕、不育的常见原因除了生殖系统疾病外,还可见于肥胖及一些代谢性疾病。脂肪肝是不孕不育的常见原因,大约 40% 的不孕不育患者有非酒精性脂肪肝。原因在于脂肪肝易引起激素代谢紊乱。患脂肪肝的女性因胰岛素抵抗导致高胰岛素血症,后者刺激卵巢分泌大量的雄激素,从而出现肥胖、月经不调、闭经,甚至不孕,如多囊卵巢综合征等。患脂肪肝的男性因肝脏对雌激素灭活能力下降,表现为雌激素升高,出现乳房发育、睾丸萎缩、性功能下降、精子活性降低等情况,出现不育症。

35 "月经停,脂肝生"是怎么回事?

"医生!医生!我的月经总是不规律,真的发愁!该怎么调理或者治疗啊!"再仔细瞅瞅患者,体形肥胖、有痤疮、体毛多，这些看似毫不相关的症状其实都指向同一种女性常见的内分泌疾病——多囊卵巢综合征。该病与肥胖、脂肪肝互为因果。一方面，育龄期女性停经，意味着可能存在多囊卵巢综合征，内分泌紊乱的加剧也会加重肥胖、脂肪肝；另一方面，患肥胖、脂肪肝时由于胰岛素抵抗导致雄激素升高，又会诱发或加重多囊卵巢综合征。所以，"月经停，脂肝生"的情况往往相伴而行，要改变这种恶性循环，需要改变生活方式。减肥被认为是治疗多囊卵巢综合征和肥胖相关非酒精性脂肪肝的一线疗法。大量研究已表明，饮食和锻炼相结合的干预措施，尤其是长期的干预措施，能显著改善脂肪肝和多囊卵巢综合征的病理状态。如果体重减轻 5% ~ 10%，并坚持长期合理运动，就能够有效改善脂肪肝和多囊卵巢综合征患者的排卵情况。

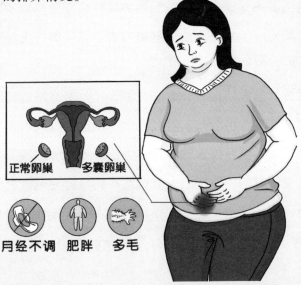

正常卵巢　　多囊卵巢

月经不调　肥胖　多毛

36 为什么脂肪肝患者更容易患结直肠肿瘤？

脂肪肝与结直肠肿瘤看似毫不相关，但近年研究发现，脂肪肝患者结直肠肿瘤（包括良性和恶性肿瘤）的发生率相当高。我国学者报告，脂肪肝患者结直肠腺瘤的发生率为34.7%，较健康人群高出 1 倍；结直肠恶性肿瘤的发生率为18.6%，较正常人群高出 3 倍以上。而在脂肪性肝炎患者中，结直肠腺瘤和恶性肿瘤的发生率较健康人群明显升高，分别高达 51% 和 35%！

奥地利、韩国和我国学者也从不同角度证实，结直肠腺瘤性息肉等癌前病变和结直肠癌等癌性病变均与脂肪肝明显相关，脂肪肝尤其是脂肪性肝炎患者，是进展性大肠肿瘤的高危人群，应予以重视。

脂肪肝患者结直肠肿瘤或者肿瘤样改变高发的确切原因尚不完全清楚，可能与二者共同的不良生活方式特别是高脂肪、高热量、低纤维素饮食及体力活动不足等因素有关。脂肪肝患者过量的内脏脂肪及其代谢物更容易刺激机体产生多种炎症因子，激发包括大肠在内的多器官慢性炎症和组织损伤，形成易发肿瘤的微环境，最终导致肿瘤的发生和发展。

动物实验资料也已经证实，内脏脂肪沉积（如脂肪肝）具有明显的脂肪毒性（如脂肪性肝炎）和促癌性（如与脂肪肝相关的肝癌、大肠癌）。

流行病学资料明确显示，由于多种因素的影响，近年来我国脂肪肝的患病率日趋增高，由十余年前的 15% 增加到近年的 25% 左右，与之相关的结直肠肿瘤也在不断攀升，对人群的健康势必造成更大的威胁。疾病预防控制中心的统计显示，结直肠癌的发病率由 20 世纪 70 年代的 12/10 万，增长到目前的 56/10 万，上升了 3.67 倍，成为常见恶性肿瘤排行榜的第二名,再次证明脂肪肝与结直肠肿瘤的发生密切相关。

37 脂肪肝和年龄有什么关系?

早在十多年前，脂肪肝还是公认的"老年病"。而近年来，脂肪肝已不限于老年病，已成为现代社会的常见病、多发病，分布于不同年龄段。

（1）脂肪肝和年龄关系密切。一般来讲，年龄越大越容易患脂肪肝，60 岁以上的老年人是脂肪肝的好发人群，这个年龄段普遍存在运动量减少，糖尿病、高脂血症、冠心病等疾病多发，更容易患脂肪肝。

（2）脂肪肝年轻化趋势越来越明显。因为不良的生活方式和饮食习惯，40~60 岁这个年龄段的人群逐渐成为脂肪肝"主力军"，原因在于这类人往往工作繁忙，压力大、应酬多，生活、饮食不规律，缺乏足够运动，经常熬夜，不注意保养。所以现在很多单位在职员工，尤其是男士，体检结果几乎半数以上都有脂肪肝！而女性在更年期后更易患脂肪肝。

（3）儿童、青少年患病率逐渐增加。中小学里肥胖的儿童、青少年越来越多，其中半数以上患不同程度的脂肪肝，其中部分已进展至脂肪性肝炎，甚至达到早期肝硬化的程度！所以儿童、青少年脂肪肝已成为一个社会问题，必须予以更多关注。

38 脂肪肝和性别有关系吗？

脂肪肝在性别分布方面具有差异性，男女比例约为 3∶1，且男性患病率高峰较女性早（男性 40~49 岁，女性＞50 岁）。这应该与男性平素饮食结构不合理、运动锻炼不足、吸烟饮酒等危险因素有关。除此之外，激素水平的差异性也是不容忽视的重要原因。雌激素具有抑制脂肪肝形成和延缓脂肪肝进展的作用，雌激素的减少会导致绝经后的女性脂肪肝患病率明显增加。同样，对于饮酒引起的脂肪性肝病也存在性别方面的差异，男性患病率明显高于女性，但在相同饮酒量的条件下，女性比男性更易出现肝损伤，女性的安全饮酒量仅为男性的 1/3 ~ 1/2。这是因为女性代谢酒精的能力较男性低，而其肝脏对酒精的利用度反而增加所致。

39 脂肪肝和乙型肝炎、丙型肝炎有何关系？

脂肪肝是甘油三酯在肝内大量蓄积形成的。凡大量游离脂肪酸被动员入肝、肝内合成的甘油三酯增多，以及负责将甘油三酯运出肝脏的载脂蛋白合成减少等，均可引起脂肪肝。慢性肝病易继发脂肪肝，机制为：①转化入肝的脂肪酸增多；②肝线粒体中脂肪酸合成增多或氧化减少，使甘油三酯增多；③肝细胞输出甘油三酯减少；④转入肝的糖过多。

乙型病毒性肝炎合并脂肪肝的特点是：①患肝炎后明显发胖；②一般情况好，患者无症状且食欲好，或仅有右上腹不适；③肝功能检查除谷丙转氨酶（ALT）、谷草转氨酶（AST）轻中度升高外，其他项目正常；④血脂升高；⑤超声波检查示脂肪肝表现；⑥确诊有赖于肝脏病理穿刺。

丙型肝炎病毒感染者通常更容易诱发或加重脂质代谢紊乱，而形成脂肪肝。脂肪肝患者也可合并乙型肝炎或（和）丙型肝炎，近年，肝脂肪变与慢性病毒性肝炎并存者不断增多。肝炎病毒感染会增加脂肪肝的发病率。

40 脂肪肝和胆囊炎、胆结石有何关系?

　　研究者发现,有20%~30%的脂肪肝患者伴有慢性胆囊炎、胆结石,脂肪肝经治疗好转的同时也有可能使胆囊炎、胆结石痊愈,这都说明脂肪肝和胆囊炎、胆结石密切相关。从中医方面来讲,脂肪肝主要影响肝主疏泄的功能,肝脏气机不畅,也会影响胆汁的分泌和疏泄。另外,肝胆相表里,两者在生理及病理方面相互影响,肝脏有病常影响胆囊的功能。从西医方面讲,脂肪肝与胆囊炎密切相关。患脂肪肝时可能出现

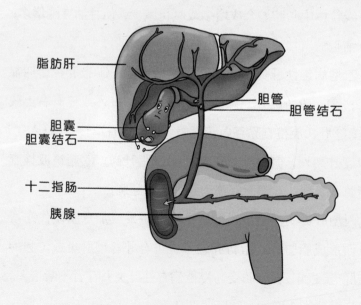

肝功能异常、肝脏分泌胆汁和胆囊排泄胆汁异常，而胆汁的主要成分胆汁酸就很容易在胆汁中析出，形成胆结石。胆汁酸对胆囊的刺激性也会增强，从而引发胆囊炎。同时，脂肪肝患者常合并高脂血症。高脂血症一般表现为胆固醇及甘油三酯的升高，而胆结石与胆固醇含量高有关，超过80%的胆结石由胆固醇结晶形成。由此可见，脂肪肝与胆结石之间是有一定关系的。

41 甲状腺功能减退症与脂肪肝有关吗？

甲状腺功能减退症，简称甲减，是由于各种原因导致的低甲状腺激素血症或甲状腺激素抵抗而引起的全身性低代谢综合征。该病起病隐匿，病程较长，不少患者缺乏特异症状及体征。不典型患者可以没有症状，典型患者可表现为表情淡漠、反应迟钝、声音嘶哑、面色苍白、眼睑水肿、皮肤温度偏低、畏寒、乏力、手足肿胀感、嗜睡、记忆力减退、少汗、关节疼痛、体重增加、便秘，女性会出现月经紊乱或者月经过多、不孕等。甲状腺功能减退症的本质就是人体内可发挥正常功能的甲状腺激素减少。甲状腺激素可参与机体多组织的糖、脂肪及蛋白质的分解氧化过程。所以，甲状腺功能减退症患者体内甲状腺激素减少造成脂质代谢减慢，易形成高脂血症，而肝脏是脂肪代谢的主要场所，脂肪含量过高超出了肝脏代谢游离脂肪酸的范围，肝脏脂肪合成偏高，造成脂肪肝。由此可见，甲状腺功能减退症患者更易患脂肪肝。

42 如何预防妊娠期急性脂肪肝？

妊娠期急性脂肪肝是一种少见、危重的妊娠期特有疾病，该病以肝脏脂肪浸润的急性肝衰竭为特征，发病机制可能与妊娠过程中脂肪酸代谢障碍相关。该病好发于妊娠 30 周之后，少数可于妊娠中期发病。临床表现多样而缺乏特异性。疾病前驱症状可持续几天到几周，主要表现为厌食、乏力等。疾病继续进展可出现恶心、呕吐、上腹部疼痛、黄疸、瘙痒、腹水、多饮、头痛、高血压、出血等。疾病进展迅速，很快可表现出肝功能衰竭伴低血糖、凝血功能异常和肾功能衰竭等症状。实验室检查可表现出转氨酶升高、胆红素升高等多种肝功能异常。低血糖和凝血功能异常是比较特异性的表现。妊娠期急性脂肪肝的预后与患者的起病时间、就诊时间及治疗密切相关，如在诊断后采取积极的综合治疗，其预后较好，病死率甚至可降为 1% 以下，治愈后一般不会转化为慢性肝炎，通常也不会复发。但在少数情况下，患者再次怀孕时仍可能出现妊娠期急性脂肪肝。

妊娠期急性脂肪肝会有并发症出现，但一般早期进行干预治疗，不会出现并发症，一旦出现并发症，预后较差。预防妊娠期急性脂肪肝最好的方法是：①要按时进行产前检查，做到早发现、早诊断、早治疗；②建立健康的饮食结构，防止摄入过量的糖、脂肪，防止过度肥胖和脂肪肝的发生；③养成良好的作息习惯，保证充足的睡眠；④适量活动，做到劳逸结合；⑤保持乐观的心态，舒畅情志，有利于肝脏发挥正常的生理功能。

43 为什么库欣综合征容易导致脂肪肝？

库欣综合征，又叫皮质醇增多症，是因多种原因引起的肾上腺皮质长期分泌过多的糖皮质激素（主要是皮质醇）所产生的临床综合征。一般发病年龄多在 20~40 岁，女性居多，男女发病比例为 1：3。临床主要表现为满月脸、多血质外貌、向心性肥胖，患者常有痤疮、高血压、继发性糖尿病、骨质疏松等。库欣综合征患者体内存在过多的糖皮质激素，可造成一系列代谢异常。一方面，造成糖代谢紊乱，表现为空腹血糖高、糖耐量减低、对胰岛素抵抗。多余的糖类转化成脂肪蓄积于肝，形成脂肪肝。另一方面，造成脂质代谢紊乱，糖皮质激素分泌过多可使脂肪动员增加,促进脂肪重新分布,蓄积于肝,造成脂肪肝及向心性肥胖。最后,还会影响蛋白质代谢。糖皮质激素会导致载脂蛋白减少,载脂蛋白的主要作用是把脂肪运出肝脏,载脂蛋白减少会造成脂肪外运减少而沉积于肝脏,形成脂肪肝。综上所述,库欣综合征更容易导致脂肪肝。

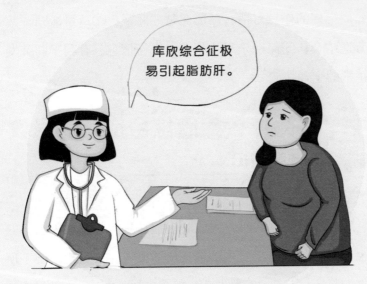

库欣综合征极易引起脂肪肝。

44 为什么肌肉减少,脂肪肝反而加重?

人们常说,肥胖是人身上的肉太多了。其实这种说法不完全正确。确切来讲，肥胖是人体的脂肪组织太多了。如果人体的肌肉多一点，是比较健康的状态，也就是前面提到的"健康胖"。无论是否肥胖，如果肌肉过少，也是一种疾病，医学上叫作"肌少症"，又称肌肉衰减症，是指以肌肉量减少、肌力下降和肌肉功能减退为特征的一种疾病。值得注意的是，在肌肉量减少的同时，还要有肌力下降及日常活动功能减退，才是"肌少症"。所以，肌少症的诊断应当包括两方面，一是肌肉量减少，二是肌肉功能减退。那么，怎么才能知道肌肉量有没有减少呢？我们可以通过 CT、MRI、X 线等相关检查得知。肌肉功能是否减退，可以通过握力测试、膝盖弯曲（伸展）检测和最大呼气流量测定等方法评估，其中握力测试最为常用。此外，还可以通过日常步速、6 分钟步行试验、站立步行试验等评估日常活动功能。

肌少症和脂肪肝密切相关。二者都存在胰岛素抵抗、系统性炎症反应和维生素 D 缺乏等共同的致病基础。肌少症是诱发和加重脂肪肝的常见危险因素。由于营养失衡、运动缺乏等造成的肌肉减少的同时，也易出现脂肪组织增多，医学上称作"少肌性肥胖"，是形成和加重脂肪肝的重要原因。脂肪肝相关肝硬化患者常见消瘦、骨骼肌减少和肌肉功能减退等表现，和无肌少症者相比，其生存率显著降低。

肌少症的主要治疗措施包括两方面：一是营养支持，要保证足量的膳食蛋白质，增加富含支链氨基酸、ω-3 多不饱和脂肪酸、维生素 D 和抗氧化营养素的食物摄入；二是坚持运动，要增加抗阻运动和有氧运动，运动量可以由小到大、循序渐进，根据个人具体情况制订运动计划。营养和运动二者需同时进行，缺一不可。

45 脂肪肝会遗传吗？

脂肪肝主要包括非酒精性脂肪肝和酒精性脂肪肝，目前公认非酒精性脂肪肝具有遗传倾向，医学上叫作"遗传易感性"。也就是说，有非酒精性脂肪肝家族史的人，比没有该病家族史的人更容易患脂肪肝。之所以如此，与前面讲到的体质有关。因为人的体质具有遗传特性，而脂肪肝与某些体质密切相关，所以脂肪肝也会遗传，但这种遗传取决于父母不同的基因。假如父母双方一胖一瘦，如果孩子遗传胖者的基因，就易患脂肪肝；如果孩子遗传瘦者的基因，就不易患脂肪肝。临床就曾遇到这样的患者，有两个 23 岁的双胞胎兄弟，父亲胖母亲瘦，这俩兄弟长相酷似，但一胖一瘦，胖的患肥胖症、脂肪肝、高脂血症等多种疾病，瘦的患营养不良。原因就在于兄弟二人遗传了父母不同的基因。父母都胖，都患脂肪肝，那么下一代患肥胖症、脂肪肝的概率就大大增加。而酒精性脂肪肝不会遗传，主要取决于是否有大量的饮酒史。

从人种来讲，由于基因多态性存在种族差异，亚洲人种体内的酒精代谢酶乙醇脱氢酶、乙醛脱氢酶属于缓慢代谢型，该类人饮酒后容易出现面色潮红、恶心、呕吐等不适症状，从而避免过量饮酒，这可能是中国嗜酒人群和酒精性肝病的发病率低于西方国家的原因之一。

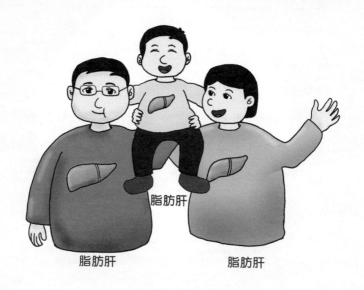

脂肪肝

脂肪肝   脂肪肝

46 脂肪肝会传染吗？

　　脂肪肝是不会传染的。传染是指病原体从有病的生物体侵入其他生物体引起不同程度感染的病理过程。脂肪肝没有病原体和传染源，不属于传染病，不具有传染性，即使发现自己患了脂肪肝，也不必担心会传染给身边的人。如果脂肪肝患者同时合并有乙型肝炎病毒、丙型肝炎病毒感染，则存在传染乙型肝炎、丙型肝炎的风险，而与脂肪肝本身无关。

47 脂肪肝的预后怎么样？

脂肪肝的预后要视具体病情而定。

绝大多数情况下，单纯性脂肪肝经积极治疗可完全恢复，预后良好。非酒精性单纯性脂肪肝应针对原发病和危险因素予以治疗，如纠正不良的生活方式和行为，肥胖患者需减少热量摄入。改善饮食结构，建议低糖低脂饮食，适当增加膳食纤维。建议每周进行 4 次以上，累计超过 150 min 的中等量有氧运动。对于肥胖的患者，尤其是腹型肥胖者，应积极控制体重，减小腹围。对于合并 2 型糖尿病的患者，应改善胰岛素抵抗，及时纠正代谢紊乱。

若非酒精性脂肪肝已进展至肝炎、肝纤维化阶段，除上述措施外，应在医生指导下进行保肝抗炎、抗纤维化治疗，避免因滥用药物治疗造成肝损伤，诱发急性肝衰竭。

若非酒精性脂肪肝已至肝硬化阶段，预后与乙型肝炎病毒感染引起的肝硬化相似。

对于酒精性脂肪肝，戒酒是防止疾病进展的关键，也是治疗的关键。戒酒 4~6 周后，酒精性脂肪肝可停止进展，最终可恢复至正常；彻底戒酒可减轻轻、中度酒精性肝炎的临床症状，降低其转氨酶及缓解其病理学改变，并且可明显提高酒精性肝炎、肝纤维化及肝硬化患者的存活率。

48 少年儿童肥胖可引发脂肪肝吗？

答案是肯定的，少年儿童肥胖可引发脂肪肝。

近年来，少年儿童肥胖情况日益突出。不少家长认为，孩子胖点儿是身体健康的标志，长大了自然会瘦下来。但事实并非如此。研究表明，儿童期肥胖 40% 将持续到成年期，青春期肥胖 70% 将持续到成年期，导致肥胖症。

除单纯性肥胖症外，少年儿童肥胖还容易导致另一类慢性疾病——未成年人脂肪肝！近年，该病已成为少年儿童最常见的慢性肝病，其多发生在 10 ~ 18 岁超重或（和）肥胖的未成年人。世界范围内肥胖儿童脂肪肝患病率为 23% ~ 77%，我国为 13.8% ~ 26%。在肥胖的少年儿童中，短期内体重增长过快是造成非酒精性脂肪性肝病的主要原因。肥胖的少年儿童比同年龄正常体重人群脂肪肝的患病率更高，并且男孩比女孩更易形成脂肪肝。

要判断自己的孩子是否肥胖，可以用以下公式计算标准体重：标准体重（kg）＝ 8 + 年龄（岁）× 2。体重超过正常儿童标准体重 20% ～ 30%，属于轻度肥胖；体重超过正常儿童标准体重 30% ～ 50%，属于中度肥胖；体重超过正常儿童标准体重 50%，属于重度肥胖。 例如：一个 15 岁青少年的标准体重，代入上述公式就是 8 + 15 × 2 = 38（kg）。也就是说，15 岁青少年的正常标准体重为 38 kg。其 30% 即为 38 × 30% = 11.4（kg），15 岁青少年的体重最多可达 38 + 11.4 = 49.4（kg）。如果其体重超过 49.4 kg，就属于轻度肥胖。例如，一位 15 岁的青少年脂肪肝患者身高 175 cm，体重达 98 kg，已经属于重度肥胖。抽血化验显示其转氨酶、血糖、血脂、尿酸等指标明显升高，血压也偏高，已经出现了脂肪性肝炎、肝纤维化。相信每位家长面对这样的体检结果都无法接受，怎么也没想到孩子小小年纪就有这么多病！其实，这都是肥胖惹的祸。

"我的孩子为什么会胖？"这是大多数肥胖儿父母的疑问。少年儿童脂肪肝的形成原因主要有两大方面：一是家庭社会环境影响。不健康的饮食方式及缺乏运动锻炼等不良生活习惯，是导致少年儿童脂肪肝的主要原因。二是遗传因素。父母患脂肪肝、肥胖症、糖尿病等疾病，其子女也是肥胖相关脂肪肝的高发人群。

所以，如果孩子过度肥胖，最好带其做一下体检，判断其是否患有肥胖相关脂肪肝。如果孩子患上该病，容易诱发或合并糖尿病、高血压、性早熟等多种疾病，其危害不容小觑！

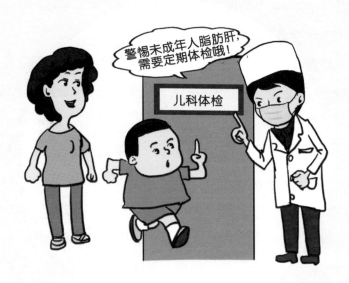

49 中医是如何认识脂肪肝的?

脂肪肝是西医病名，中医称之为"肝癖"，临床主要表现为形体肥胖、胁肋部胀闷或胀痛、右胁下肿块、腹部胀大、肢体困重、舌苔厚腻等。

从中医来讲，主要为饮食失节、情志失调、过度肥胖、久病体虚等，其中核心病因为饮食失节、过度肥胖。

（1）饮食失节：主要包括过食肥甘厚味、饮食量大、长期饮酒三个方面。《黄帝内经》曰："饮食自倍，肠胃乃伤。"就是说，吃得太多则损伤脾胃。《临证指南医案·湿》云："而但湿从内生者，必其人膏粱酒醴过度。"《医学入门》云："善食厚味者生痰。"意思是吃得太好就会化生痰湿之邪，造成脾胃受损，影响消化功能。而长期大量饮酒，必致湿热蕴结，热聚成毒，造成湿热留滞。

（2）过度肥胖：主要与长期肥甘厚味饮食、缺乏运动锻炼有关，使气血运行不畅，脾胃功能减弱，脾失健运而致湿邪泛滥。

脂肪肝中医病机为肝失疏泄、脾失健运、水湿不化、湿热内蕴、痰浊内结、瘀血阻滞，最终形成痰瘀互结，痹阻于肝络。其核心病机为肝郁脾虚、痰浊内蕴。简单理解，脂肪肝患者，或脾气不好（肝郁），或消化不好（脾虚），或湿气明显（痰浊），或容易上火（湿热），或长期饮酒（酒毒），各种原因造成肝脾失调，痰、湿、瘀、热等病邪互结于肝而发病。主要病变在肝，涉及脾、肾，虚实夹杂。肝、脾、肾亏虚为本，痰、湿、瘀蓄积为标。临床发病为多因素、多病机、多种病理产物相互交织、互为因果，彼此形成不良循环，且逐渐加重的结果。

50 哪种体质易患脂肪肝?

"医生,我感觉自己经常痰湿很重,怎么办?""医生,我觉得减重好难呀,感觉喝口水都会长肉,我是不是易胖体质呀!"临床上经常听到患者来咨询这样的问题。其实这些问题都和中医体质差异性有关,也就是说不同体质的人群有不同的表现,而同一种体质的人群往往有相似的特征表现。

体质是指人类个体在生命过程中,由遗传性和获得性因素所决定的,表现在形态结构、生理功能和心理活动方面的综合的、相对稳定的固有特性。在生理上表现为功能、代谢及对外界刺激反应等方面的个体差异性,病理表现为对某些病因或疾病的易感性。2009 年发布的《中医体质分类与判定》标准中,将中国人的体质分为九种,分别为:平和质、气虚质、阳虚质、阴虚质、痰湿质、湿热质、血瘀质、气郁质、特禀质。具体如下。

(1)平和质:阴阳气血调和,以体态适中、面色红润、精力充沛等为主要特征的体质状态。此是健康的状态。

(2)气虚质:元气不足,以疲乏、气短、自汗等气虚表现为主要特征的体质状态。

(3)阳虚质:阳气不足,以畏寒怕冷、手足不温等虚寒表现为主要特征的体质状态。

（4）阴虚质：阴液亏少，以口燥咽干、手足心热等虚热表现为主要特征的体质状态。

（5）痰湿质：痰湿凝聚，以体形肥胖、腹部肥满、口黏、苔腻等痰湿表现为主要特征的体质状态。

（6）湿热质：湿热内蕴，以面垢油光、口苦、苔黄腻等湿热表现为主要特征的体质状态。

（7）血瘀质：血行不畅，以肤色晦暗、舌质紫黯等血瘀表现为主要特征的体质状态。

（8）气郁质：气机郁滞，以神情抑郁、忧虑脆弱等气郁

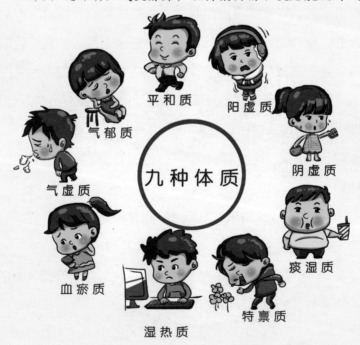

平和质　阳虚质　阴虚质　痰湿质　特禀质　湿热质　血瘀质　气虚质　气郁质

九种体质

表现为主要特征的体质状态。

（9）特禀质：先天失常，以生理缺陷、过敏反应等为主要特征。

非酒精性脂肪肝患者常见的体质类型为痰湿质、湿热质、气虚质，特别是痰湿质与非酒精性脂肪肝关系最为密切，痰湿体质的人患脂肪肝的比例更高。痰湿体质一般表现有形体肥胖，腹部肥满松软，全身困重，面部皮肤油脂较多，多汗且黏，胸闷，痰多，面色淡黄而暗，眼泡微浮，容易困乏，平素舌体胖大，舌苔白腻或厚腻，身重不爽，喜食肥甘厚味，大便或正常或不实或黏腻，小便微浑。不同体质脂肪肝患者的患病类型具有偏向性，如湿热质的人易患脂肪性肝炎、高脂血症；气虚质的人更易患肥胖相关脂肪肝；阴虚质的人易患脂肪肝合并糖尿病；血瘀质的人易患脂肪肝合并高黏滞综合征；气郁质的人易患脂肪肝、焦虑抑郁。脂肪肝患者体质具有性别差异性，男性以阳虚质、湿热质、痰湿质多见，女性以气虚质、血瘀质、气郁质多见。

51 脂肪肝患者为什么多"湿气"？

中医认为，湿气是指因机体水液运化失常，聚结停滞于体内的病理性状态。而脂肪肝患者大多湿气较重。原因在于：

从病因上讲，一是饮酒过度，酒毒湿热之邪蕴结中焦，伤及脾胃，脾胃运化失职，水液代谢减退而成湿气。二是饮食失节，过食膏粱肥腻，影响脾的健运，易生湿热；或过食生冷，可损伤脾胃，致脾胃虚弱、脾失健运、水液内停、湿邪不化。三是情志失调，如压力过大，长期情志不舒，肝气郁滞，影响肝之疏泄，日久肝郁克脾，亦可影响脾的运化功能，造成痰湿内蕴。四是过度安逸及久病体虚皆可引起气血运行不畅，影响脾胃功能，易生痰湿，或加重原有湿邪。

从病位上来讲，脂肪肝病位在肝，同时与脾关系最为密切。脂肪肝多为肝、脾功能失常，脾失健运，水谷精微代谢异常，气血化生障碍，水聚成湿；肝失疏泄，气血运行不畅及津液分布异常，均可影响脾之运化，使湿邪泛滥。由此可见，脂肪肝患者多"湿气"。

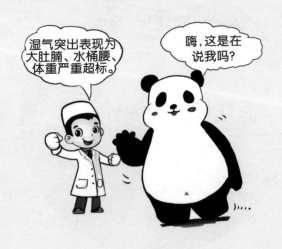

中医认为，湿邪的致病特点为湿性黏腻、湿性重浊、湿性趋下，湿邪为病，往往起病缓慢，病程较长，缠绵难愈。湿气重的脂肪肝患者临床多表现为头重如裹，昏蒙眩晕，脘腹满闷，四肢沉重，倦怠乏力，大便黏滞不爽，舌体胖大、边有齿痕，舌苔白腻，脉滑等症状。

52 脂肪肝患者为什么多"脾虚"？

前面已经提到，中医认为脂肪肝的发生与脾虚有关。脾虚是中医术语，脾具有把水谷（饮食）化为精微，并将其精微物质转输至全身的生理功能。脾主要包括运化水谷精微和运化水液两个方面的功能。脾气将水液化为水精，即津液，将其吸收并布散于全身，脏腑、组织、器官得到充足的营养，借以维持正常的生理功能。脾气亏虚，失于健运，津液输布异常，体内水湿运化不出，最后聚集于体内，湿气就会变得旺盛。

脾虚是指因脾气虚损引起的一系列脾生理功能失常的病理现象及病证。包括脾气虚、脾阳虚、中气下陷、脾不统血等证型。主要表现为腹胀纳少、食后胀甚、肢体倦怠、神疲乏力、少气懒言、形体消瘦，或肥胖浮肿、舌苔淡白等症状。脂肪肝多脾虚的原因主要包括：

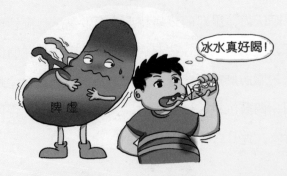

（1）饮食失调。现代社会生活节奏快，饮食不节、饮食不洁、饮食偏嗜、过食生冷等不良的饮食习惯，导致摄入营养过多或过少、脾胃负担过重，损害脾胃，致使气血亏少，正气不足而出现脾虚。

（2）劳逸失度。现代社会竞争激烈、工作压力大，忧思日久而伤脾，出现脾气亏虚。

（3）久病体虚。经常熬夜或不注重体育锻炼，对疾病的抵抗力不足，久病体虚而导致脾虚。

53 脂肪肝患者为什么容易全身困重、小腿酸沉？

脂肪肝患者中肥胖者比例明显高于正常人，肥胖者形盛气虚，多为素体阳虚之人。研究发现，脂肪肝患者在中医体质分型中以痰湿质、气虚质者居多。胖人多痰，嗜食肥甘厚味的饮食习惯会加重体内痰湿停聚，所以痰湿质在脂肪肝患者类型中占第一位。痰湿质的成因是先天遗传或饮食不节、过食肥甘厚味，则内生痰浊。过食肥甘伤脾，加之痰湿困脾，阻滞气机，脾脏功能失调，脾气亏虚，湿邪、痰浊积聚于肋下，而导致脂肪肝。中医认为"湿性黏腻，其性趋下"，意思是与湿邪相关的疾病多表现为黏滞不爽、多油脂等，并且多为下焦疾病，如大便黏腻、下肢湿疹等。痰湿质者一般表现为：体形肥胖、全身困重、皮肤油脂多、舌体胖大、苔白厚腻。"人往高处走，水往低处流"。所以痰湿之气重的人容易全身困重、小腿酸沉。

54 脂肪肝患者为什么易肾虚？

脂肪肝发病年龄以中年和老年前期居多，人到中老年期，肾中精气渐衰，气血渐虚，往往处于生理性肾虚状态，所以中老年脂肪肝患者多肾虚。

中医认为，脂肪肝的根本病因在于本虚，本虚的核心在于脾虚和肾虚，对于中老年脂肪肝患者而言，肾虚更加明显。由于肾中精气亏损，阴阳失衡，藏精及气化功能失调，水不涵木温土，肝失疏泄，脾失健运，血脂失于正常运化，发为脂肪肝。此外，近年来不少学者对肝肾本质进行了深入的研究，认为肾定位于下丘脑，下丘脑具有调节人体内分泌、糖脂代谢及免疫水平等功能。由于脂肪肝的发病机制与内分泌、代谢功能紊乱及免疫功能失调密切相关，故脂肪肝的发病机制与中医肾虚密切相关。

对于脂肪肝患者来说，存在"肝病及肾"的说法，就是说肝病容易诱发肾病，如脂肪肝造成的糖尿病肾病、高血压肾病、高尿酸肾病等，临床也常见患者腰部酸困，女性月经稀发，男性遗精早泄，甚至不孕不育等肾虚表现。

55 "梨形胖"者为什么容易腿脚冷？

"梨形胖"者特征为肩窄、腰细、臀宽、大腿丰满。脂肪主要沉积在臀部及大腿，上半身不胖、下半身胖，似梨形。由于女性臀部更宽，较同身高男性大腿更粗，因此，"梨形胖"在女性中普遍存在，这与女性脂肪和肌肉更倾向分布于下肢有关。"梨形胖"的形成与雌激素大量分泌有关。雌激素促进脂肪在臀部和大腿分布，抑制脂肪在腹

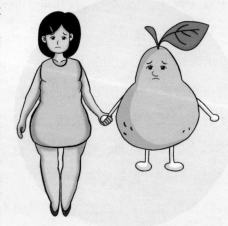

部分布。"梨形胖"者多为年轻女性，其体内雌激素的含量高，体内的热量容易转化成脂肪储存在皮下，新陈代谢较慢，热量的合成作用大于分解作用，使体内热量释放较少，保持体温。更年期女性由于雌激素水平下降，臀部和大腿的脂肪减少，脂肪更易在腹部聚积，出现腹型肥胖。雌激素水平下降，中枢功能异常，血液循环相对较差，更容易怕冷，出现腿脚冰凉等症状。

56 "口味重，变臃肿"有道理吗？

口味重是指嗜食肥甘厚味的食物。

（1）嗜食咸食：易引起高血压。钠盐摄入过多，人就会口渴，必须大量喝水解渴，短时期内体重增加明显，人就

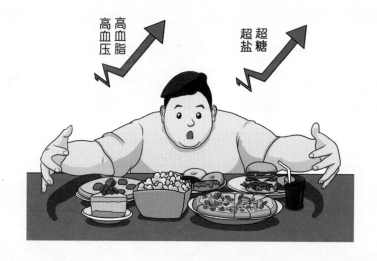

变得臃肿。

（2）嗜食甜食、肥腻的食物：易导致碳水化合物及脂肪的摄入增多，而如果长期不坚持运动或饮食无规律，能量的摄入和消耗容易形成不均衡的状态，摄入多而消耗少，多余的能量以脂肪形式堆积在体内及皮下，身体显得臃肿。嗜食甜食、肥腻，还会增加患高血压和高血脂的风险，易加重糖尿病和肥胖症、脂肪肝等慢性疾病，从而形成恶性循环，加重臃肿。

57 脂肪肝患者为什么出汗多？

（1）脂肪肝患者多营养过剩：脂肪肝患者大多处于营养过剩的状态，营养过剩致多余的能量及脂肪储存在皮下，形成肥胖。脂肪堆积过多，就等于多穿了一件衣服，运动或者气候炎热的时候就会大汗淋漓。而且脂肪可以保持体温，不易散热，这也是肥胖相关脂肪肝患者容易出汗、怕热的原因。相对来说，同样的活动，胖人的运动量会比瘦人大很多，因为会消耗更多的能量，所以出汗多。中医认为，胖人多气虚体质，气虚不能固摄津液，津液外泄，形成汗液。

（2）"肥人多痰湿"：脂肪肝患者喜食肥甘厚腻的食物，饮食难以消化，积滞日久，脾胃功能异常，逐渐酿生痰湿。

体内痰湿太盛，机体就会启动自我调节机制，向外排湿气，就形成了汗液。

58 鼾声如雷，健康受累——脂肪肝患者为什么爱打鼾？

在平常的生活中，很多人睡觉时会有打鼾的情况，我们大多数人认为打鼾是因为太累了，睡眠质量好，但事实真的如此吗？事实上，睡觉打鼾是一种病，对我们的身体健康有很大的威胁。一般来说，肥胖相关脂肪肝患者更容易打鼾，而且越胖的人越容易打鼾，鼾声也越大。那么，打鼾与脂肪肝之间到底有什么关系，为什么脂肪肝患者更爱打鼾？让我们来一探究竟。

我们先探讨一下为什么会有打鼾的情况。正常情况下，呼吸时气流通过口、鼻进入口腔、鼻腔、咽喉等部位，然后进入气管，无论哪一个环节不通畅，都会发出鼾声。那么为什么脂肪肝患者容易打鼾？通常脂肪肝患者大多肥胖、运动量少、营养过剩，会出现软腭肥大、悬雍垂粗大、舌体增宽，这会导致咽腔狭小，睡觉时咽肌松弛、软腭塌陷、舌体后坠，气流经过咽腔狭小部位时，产生涡流并引起振动，便会出现打鼾声，正因如此才会有"十个胖子九个鼾"的说法。

那么，打鼾会对我们的身体健康造成哪些影响呢？打鼾会导致低质量的睡眠，而睡眠不好则白天容易疲倦，不思运动，摄入的能量在体内堆积就更容易导致体重增加。此外，睡眠质量低下会影响体内激素的分泌及代谢，进而导致内分泌失调、代谢紊乱，这会进一步加重脂肪的堆积，使肥胖加重，造成恶性循环。打鼾严重者还会出现憋气、呼吸暂停，甚至是憋醒、睡眠中断，医学上称之为阻塞型睡眠呼吸暂停低通气综合征（OSAHS）。由于打鼾导致呼吸反复暂停，会造成大脑、血液严重缺氧，形成低氧血症，进而导致高血压、脑梗死、心律失常、心肌梗死、心绞痛等疾病的发生。因此睡觉打鼾绝不是一种正常现象，而是一种疾病。

脂肪肝患者如何才能减少打鼾呢？①调整睡眠姿势，多侧卧，垫低枕。②保持良好的生活及饮食习惯，控制饮食，饮食清淡而富有营养，不暴饮暴食，不嗜食肥甘厚味。③不过度劳累，适当参加体育锻炼，劳逸结合，减轻体重。

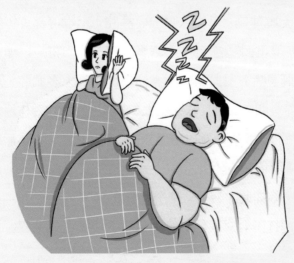

59 脂肪肝患者的"黑项圈"从哪里来？

我们经常会发现，有些体形偏胖的脂肪肝患者脖子处的皮肤颜色偏黑，像一圈"黑项圈"，怎么洗也洗不掉，是太阳晒的吗？未必是，可能是患了黑棘皮病。这种病经常能在皮肤科门诊见到，其实黑棘皮病是一种表现在皮肤上的代谢性疾病，其临床多表现为颈部或腋窝、腹股沟等褶皱部位皮肤黝黑，伴有局部皮肤增厚和天鹅绒般的触感，但其根源是内分泌代谢紊乱或遗传缺陷，与脂肪肝等多种代谢性疾病相关，需引起高度重视。

对于肥胖引起的良性黑棘皮病，减肥是关键。饮食结构方面：增加粗粮、膳食纤维的摄入，减少动物内脏、精细主食的摄入。运动方面：适当增加有氧运动。一般控制体重后，黑项圈可消失，对于较难消退的，可通过激光进行处理，也可以在局部涂抹药物予以缓解。对于一些有恶化趋势的，如局部颜色加深，出现消瘦、乏力等，需及时就医。

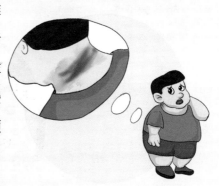

60 为什么肥胖相关脂肪肝患者更容易脱发？

据统计，肥胖相关脂肪肝患者比正常人更容易脱发，二者发生的比例为 15 ：1。而脱发在"大肚腩"（腹型肥胖）人群中的表现更为明显。原因在于，肥胖相关脂肪肝患者需要的营养素比正常人高，所以脱发频率也更高。

最近，东京医科齿科大学的研究人员在国际顶级学术杂志《自然》上发表了题为《肥胖通过以干细胞为中心的聚合机制加速头发稀疏》的研究论文。该研究用小鼠模型实验来研究高脂肪饮食或遗传因素导致的肥胖如何导致脱发。检测结果显示，由基因因素引起的高脂肪饮食或肥胖可诱导炎症信号，使毛囊干细胞耗竭，阻碍毛囊再生，导致毛囊萎缩，最终导致脱发。实验结果表明，喂食高脂肪食物的小鼠会消耗它们的毛囊干细胞，从而加速毛发稀疏，尤其是老年小鼠。

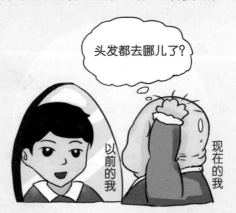

此外，肥胖相关脂

肪肝患者中，熬夜、饮酒等不良生活习惯更为普通，也大大增加了脱发的风险。

61 为什么脂肪肝患者更容易脸上长痤疮，身上起湿疹？

中医认为，痤疮、湿疹等病的本质多为湿热之邪过盛。其内因是先天体质因素、遗传因素，或多食肥甘厚腻、辛辣刺激食物而产生湿热邪毒，外因是风、湿、热诸邪侵犯肌肤。湿疹、痤疮等疾病的病机关键是机体的脏腑功能失调，兼风、湿、热邪，表现在皮肤上则为皮损。而肝脏内脂肪过多，易形成痰湿体质，痰湿之气堆积体内容易化热，形成湿热之邪。

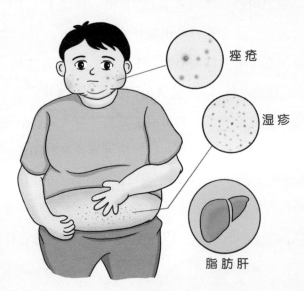

痤疮

湿疹

脂肪肝

而内生的湿热之邪可侵犯皮肤,表现脸上长痤疮,身上起湿疹。脂肪肝可导致湿疹、痤疮,主要因为三者有共同的病理因素,又可一同出现,所以三者关系密切。

62 为什么说"中年人耳鸣病在肝"?

耳边像有一大群蜜蜂在飞,或者像有蝉鸣,吵得头昏脑涨,听力越来越差,夜间更加明显,晚上睡不好觉,白天什么也记不住……相信很多耳鸣患者都有这样的经历。据统计,全世界有 15% ~ 20% 的人患耳鸣。经常熬夜、饮食不规律的中年人更容易患耳鸣。中医认为,肾开窍于耳,肝肾同源,所以肝病也可以反映在耳朵上;同时,胆经上循于耳,肝与胆互为表里,故肝病容易出现耳鸣、耳聋等。

中年人基本上都是上有老下有小,生活压力大,经常熬夜加班,饮食不规律。中年人心情抑郁,容易导致肝气不舒,日久郁而化火,肝火上炎可引起耳鸣。肝火耗伤肝阴,熬夜熬的也是肝阴,肝肾同源,日久均可导致肝肾阴虚,引起耳鸣。由此可见,中年人耳鸣不仅可能病在肾,还可能病在肝,这多与肝肾阴虚或者肝火上扰有关。中年人群是脂肪肝的高发人群,一旦出现耳鸣,应高度重视,及时就诊,排查是否患脂肪肝等慢性肝病。

为什么肝病缠身，更易发火？

您是否注意到，肝病患者的脾气都比较大，经常为了一些鸡毛蒜皮的事便大动肝火，这到底是为什么呢？

我们都知道"怒则伤肝"，如果一个人总是发脾气，往往提示这个人肝脏出现问题了，可能存在肝功能失调，甚至有肝脏的器质性病变。从中医上讲，肝主疏泄、喜条达而恶抑郁。"疏"即疏通，"泄"即发泄、生发，肝主疏泄就是指肝脏具有疏通调畅全身气机，促使其畅达、宣泄的作用。肝脏疏泄功能正常则气机和畅、气血通顺，使人心情愉悦，神清气爽。而肝病患者的肝脏疏泄功能失常，不能很好地调

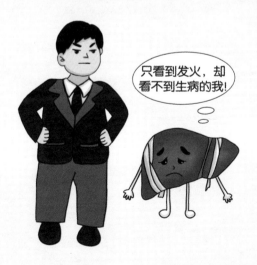

只看到发火，却看不到生病的我！

畅气机，就会出现情绪波动，甚至会有急躁易怒的情况。现代医学也表明，肝病患者存在不同程度的神经内分泌功能紊乱，这也会在一定程度上影响情志的变化。因此，对于肝病患者的"暴脾气"，我们要给予极大的包容，因为他们并不是真正的"暴脾气"，而是肝脏疾病在情志上的表现。

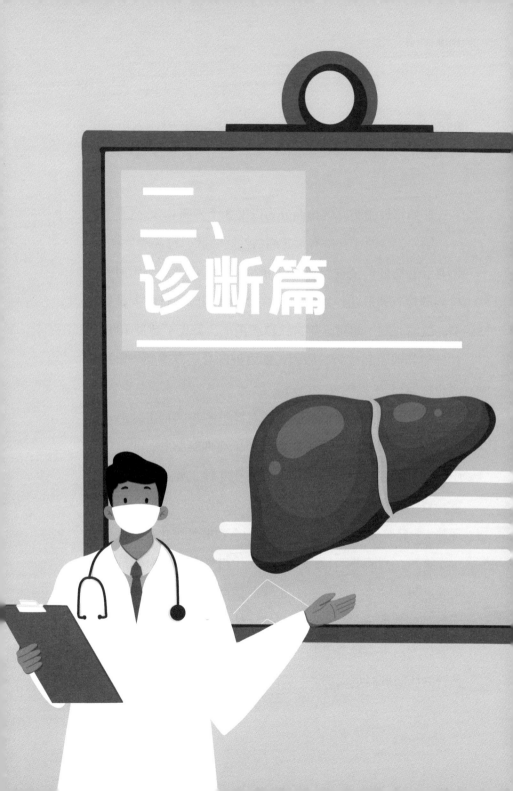

二、

诊断篇

64 非酒精性脂肪肝如何诊断?

非酒精性脂肪肝的诊断分为以下 3 个步骤:

第一,诊断"有没有"非酒精性脂肪肝,包含两个要点: ①有肝脂肪变的证据。可通过 B 超、CT,以及肝脏瞬时弹性检测等检查或肝活体组织检查获得。②同时要排除大量饮酒史,饮酒时间不超过 5 年,饮白酒量平均每天不超过 100 g,且排除其他引起该病的原因,如丙型肝炎病毒感染、服用某些药物等。

第二,评估非酒精性脂肪肝对肝脏本身的损害"严不严重"。其从轻到重可分为非酒精性单纯性脂肪肝、非酒精性脂肪性肝炎和非酒精性脂肪性肝硬化 3 种主要类型。如实验室检查结果出现转氨酶异常,可认为存在脂肪性肝炎;如出现脾大、肝脏硬度值升高,一般认为存在肝纤维化或肝硬化。

第三,判断非酒精性脂肪肝的代谢紊乱和心血管危险因素及并发症"多不多"。对于非酒精性脂肪肝初诊患者,应详细了解家族遗传史、生活习惯、体重指数、腰围、代谢性危险因素、并存疾病和血液生化指标,可以综合判断该患者是否为脂肪肝高危人群。

非酒精性脂肪肝有哪些症状?

　　非酒精性脂肪肝的临床表现不尽相同，约有 1/4 的轻度脂肪肝患者无明显的临床症状，而是因体检或其他原因偶然发现 B 超提示脂肪肝，或者化验显示 ALT 和 γ－谷氨酰转移酶（GT）增高而疑诊为非酒精性脂肪肝。其原因在于肝脏的神经分布主要在肝包膜，肝脏实质的神经不丰富，早期的肝细胞炎症、水肿，甚至纤维化等肝实质病变，不能及时通过

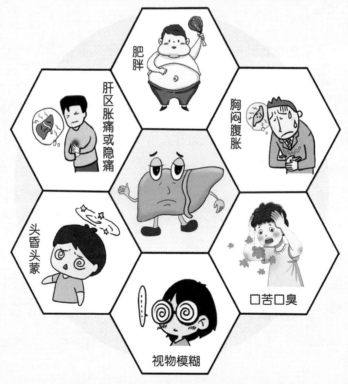

肥胖

肝区胀痛或隐痛

胸闷腹胀

头昏头蒙

视物模糊

口苦口臭

神经反射产生自觉症状，逐渐导致病情进展。随着本病的进展，当肝内脂肪沉积过多时，可使肝被膜膨胀、肝韧带牵拉，而引起肝区疼痛，所以中、重度脂肪肝可出现自觉症状，如肝区胀痛或隐痛、胸闷腹胀、食欲不振、恶心呕吐、头昏头蒙、全身困重、疲倦乏力、口苦口臭、大便黏腻、小便发黄、视物模糊等。因其消化不良症状更为常见，往往被患者当作"胃病"来治疗。

66 酒精性脂肪肝如何诊断？

酒精性脂肪肝的诊断要同时符合以下几条：

第一，有长期饮酒史，一般超过 5 年，折合乙醇量男性 ≥ 40 g/d（大约 100 mL 白酒），女性 ≥ 20 g/d（大约 50 mL 白酒），或 2 周内有大量饮酒史，折合乙醇量 > 80 g/d（大约 200 mL 白酒）。

第二，临床症状非特异性，可无症状，或有右上腹胀痛、食欲不振、乏力、体重减轻、黄疸等。

第三，谷草转氨酶（AST）、谷丙转氨酶（ALT）、γ-谷氨酰转移酶（GT）、总胆红素（TBIL）、凝血酶原时间（PT）、平均红细胞容积（MCV）等指标升高。其中，AST/ALT > 2、γ-GT 升高、MCV 升高为酒精性肝病的主要特点，戒酒后这些指标可明显下降，通常 4 周内基本恢复正常（但 γ–GT 恢复至正常较慢）。

第四，肝脏 B 型超声、计算机体层摄影（CT）、磁共振成像（MRI）或肝脏瞬时弹性检测符合脂肪肝标准。

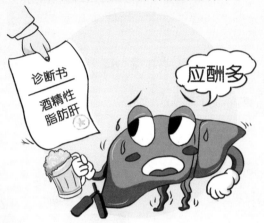

爱心提示

乙醇量（g）＝饮酒量（mL）× 乙醇含量（%）×0.8。

67 酒精性脂肪肝有哪些症状？

酒精性脂肪肝在早期无症状，除了腹部 B 超外，自己很难发现，所以常常被人们忽略，这和非酒精性脂肪肝类似。但随着病情进展，酒精性脂肪肝会出现自觉症状，可表现为肝区不适、消化不良、乏力、尿黄等症状。与非酒精性脂肪肝相比，酒精性脂肪肝消化不良的症状往往更明显，主要表现为腹胀、腹痛、口苦口臭、反复口腔溃疡，容易上火，出现间断腹泻或大便稀溏等，这种症状往往与饮酒有关。后期演变为重度脂肪肝、肝硬化，患者会出现肝脾大、腹腔积液和下肢水肿、消瘦、贫血、精神神志改变等症状。

68 肥胖的人肝区疼痛就是脂肪肝吗？

肥胖的人出现了肝区疼痛，最常见的原因是脂肪肝引起的。肥胖的人大多伴有脂肪肝，由于肝脂肪变后的肝脏肿大，

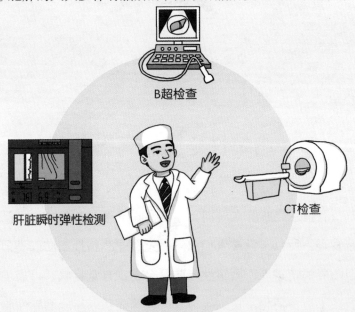

B超检查

肝脏瞬时弹性检测

CT检查

脂肪肝要进行相应检查才能确定

刺激肝包膜，或者牵涉肝脏周围组织器官，会引起肝区疼痛不适。但肝区疼痛也不都是由脂肪肝引起的，也可能是其他疾病造成的，如慢性胆囊炎、慢性胃炎、十二指肠炎、功能性肠病、右侧胸膜炎、肋软骨炎、肋间神经炎等，这些反而比脂肪肝本身更容易引起肝区疼痛不适等症状。如果脂肪肝合并了上述疾病，肝区疼痛则是多种疾病的表现。所以，肥胖的人如果出现肝区疼痛的症状，需结合肝功能等血液检验以及腹部 B 超、CT、肝脏瞬时弹性检测等检查以明确诊断。

69 为什么了解脂肪肝患者的生活习惯很重要?

对脂肪肝患者必须详细地"问诊"其生活习惯，这是因为大多数脂肪肝患者是由于生活习惯不好导致的，这就要仔细了解到底存在哪些不良生活习惯，以便进行鉴别诊断和具有针对性的养生指导，去除病因。例如，对于肥胖相关脂肪肝患者，要区分期肥胖的原因，是吃得太多还是饮食结构不合理，是运动过少还是运动时间不科学，是饮酒过多还是长期服用某些药物，等等。这些根本问题搞清楚了，才能对症下药，从源头上解决脂肪肝的困扰。

对于喜欢多食辛辣油腻或面食的男士，就要想方设法控制其亢进的食欲;对于缺乏运动的学生或者白领，就要着重做好运动锻炼的指导；对于经常大量饮酒的人，就要反复劝导其尽量不饮酒、少饮酒。反之，如果解决问题的侧重点错了，最终效果就差。例如，一位女性脂肪肝患者，经常自行节食减肥，体重减轻了，脂肪肝却加重了，来医院就诊后通过仔细问诊才知道，她极度缺乏运动，已经造成营养不良，肌肉量少，身体脂肪比例超标，所以锻炼增肌，优化饮食结构是解决问题的关键。再例如，一位中年男士，人不算胖，也不经常饮酒，还坚持长年去健身房锻炼，但却得了重度脂肪肝。经过仔细了解其生活习惯才知道，他习惯晚餐时间去健身房锻炼身体，然后回家进食晚餐，由于大量运动后食欲旺盛，晚餐就会吃得比较多，晚餐后非常疲累，立刻就上床休息了。长此以往，就患了重度脂肪肝。这就是不合理的运动和饮食习惯造成的。所以，只有详细了解脂肪患者的生活、饮食和运动习惯，才能找准问题所在并及时纠正，稳固疗效，防止复发。

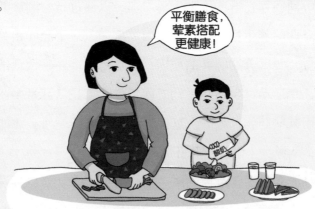

70 为什么诊断脂肪肝要询问患者家族史？

脂肪肝具有一定的家族遗传倾向性，有脂肪肝家族史者易患脂肪肝。遗传因素在非酒精性脂肪肝易感性中起到一定作用。事实上，近几年的遗传学研究已经发现了一些常见变异基

如何避免成为脂肪肝之家

因，我们暂且称它们为"肥胖基因"，过度肥胖或患有严重脂肪肝的人往往携带"肥胖基因"，"肥胖基因"可能遗传给下一代，通过影响肝脂肪代谢进而成为非酒精性脂肪肝发生的重要决定因素。另外，平时进食高脂肪食物、饮酒、肥胖、患高脂血症都会导致脂肪肝。经过饮食控制、戒酒、减肥后脂肪肝可明显缓解。但因为家族性的饮食习惯相同，所以导致脂肪肝会有一定的家族倾向性。因此，我们一定要注意平时家庭饮食习惯的整体改善，注意饮食的调整与控制，减少高脂肪食物的摄入，避免脂肪肝在家庭聚集。

71 脂肪肝患者查体会有哪些异常体征？

脂肪肝患者查体可见体形肥胖、腹部饱满、肝大等表现；

脂肪性肝炎患者可能出现肝区叩击痛、黄疸等；随着病情加重，可出现蜘蛛痣、肝掌、脾大等体征。肝大是非酒精性脂肪肝常见的体征，50%～75%的非酒精性脂肪肝患者肝大，15%～25%的非酒精性脂肪肝患者出现脾大。少数脂肪肝患者可有轻度黄疸。除了肝脏本身症状之外，非酒精性脂肪肝常有肝外的临床表现，如肥胖或超重、腰围增加、2型糖尿病，以及心血管疾病等相应的症状和体征。当脂肪肝发展到肝硬化阶段，主要体征包括肝掌、蜘蛛痣、黄疸、腹壁静脉曲张、脾大、腹水及下肢水肿等。

72 脂肪肝患者如何测量相关人体指标？

脂肪肝患者需要测量的人体指标包括身高、体重、腰围、臀围等，从而计算体重指数、腰臀比等诊断数据。颈部肥胖和下肢明显肥胖者还要测量颈围和大腿围。测量时有以下注意事项：

（1）身高：测量身高时，被测量者要脱去鞋袜、帽子，立于电子身高仪板台上，取立正姿势，躯干自然挺直，头部正直，两眼直视向前，胸部稍挺起，腹部微后收，两臂自然下垂，手指并拢，脚跟靠拢。脚尖分开约60°，脚跟、臀部和两肩胛间几个点同时接触立柱，成"三点一线"站姿。测量者记下所得的数字，以厘米（cm）为单位，记录至小数点后一位数即为身高。

（2）体重：测量体重前，被测量者应尽量禁食禁水，排空大小便，避免剧烈运动和体力劳动。测量时穿短衣裤，赤足自然站立在电子体重计踏板中央，保持身体平稳，记录数据以千克（kg）为单位，记录至小数点后一位数即为体重数。

（3）腰围：被测量者垂直站立，双足自然分开 30 cm 左右，使体重均匀分布，平稳呼吸；检查者用一个没有弹性、最小刻度为 1 mm 的软尺，在腋中线髂嵴和第 12 肋下缘连线的中点，沿水平方向围绕腹部 1 周，紧贴而不压迫皮肤进行测量。测量值精确到 1 mm。

（4）臀围：臀围是指臀部向后最突出部位的水平围长。测量时，被测量者两腿并拢直立，两臂自然下垂，测量者用软尺绕臀部 1 周，将软尺摆放在前面的耻骨联合和背后臀大肌最凸处。需要注意的是，一要在耻骨联合和臀大肌横切面上，二要在体育锻炼前进行。

以上四项可以在专业医院由人体成分仪器检测获得数据。

（5）颈围：测量时，被测量者身体直立，眼睛平视，两臂自然下垂，口微张以减轻颈部肌肉的紧张。测量者将皮尺水平置于被测量者颈后第 7 颈椎上缘，前面于喉结下方即颈部最细的部位，这样所测量的围度为颈围。

（6）大腿围：即大腿周长。测量大腿围时被测量人保持站立或者平卧姿势，两腿分开与肩同宽，量尺在大腿中上 1/3 处测出大腿 1 周的长度即可。注意不能将皮尺绷得太紧或者太松，应紧贴皮肤表面进行测量。同时应尽量脱去长裤，直接在皮肤上进行测量，以避免产生过多的误差。

人体成分分析仪——脂肪肝诊治的重要帮手

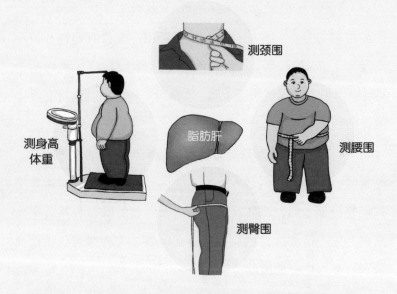

测颈围

测身高体重

脂肪肝

测腰围

测臀围

73 为什么测量腰围比测量体重更重要?

我们身体内脂肪有两种分布形式：85% 在全身皮下，15% 集中在腹腔，后者称为"内脏脂肪"。研究发现，肚子上的脂肪大多属于"内脏脂肪"。内脏脂肪比皮下脂肪带来的危害大。我们测腰围，主要是测量内脏脂肪。研究表明，腰围越大的人（内脏脂肪越多的人），罹患脂肪肝和高血压、高血糖、高脂血症等代谢综合征，以及心脏病的概率越高。腰围超标的男性和女性患心脏病的概率分别比腰围在正常范围内的人高 42% 和 44%。

　　腰围大（内脏脂肪多）造成代谢综合疾病的原理在于：内脏脂肪更快、更容易入血，而非仅仅储存于腹腔。过多的脂肪进入血液：一是形成高脂血症、动脉粥样硬化或斑块；二是输送到肝脏沉积下来，形成或加重脂肪肝。相关研究表明：腰围能够更准确地反映肥胖程度和代谢综合征的风险程度。因为腰围测量对象是内脏脂肪，内脏脂肪比其他部位的脂肪带来的危害大。经常测量腰围有很多好处，主要包括：①腰围是脂肪肝、糖尿病、心血管疾病和死亡率的良好预测指标。②腰围是比体重指数更好的健康管理指标，因为它量化，具有针对性。③对于训练和饮食控制的健康管理，通过测量腰围可以更好地进行追踪。因为有氧运动可以减少腰围，从而减小心血管疾病风险。

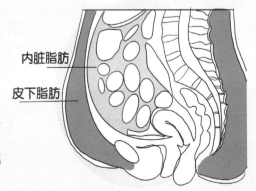

内脏脂肪

皮下脂肪

74 脂肪肝患者需要抽血化验哪些项目？

脂肪肝患者需要抽血化验的项目主要有以下四项。

（1）肝功能。肝功能化验是临床上检查肝脏疾病最常用的检查，是通过化验指标来反映肝脏自身功能的基本状况，如果肝功能指标异常，表明肝脏的实质可能受到了损害，其中比较常用的指标有谷丙转氨酶、谷草转氨酶、γ-谷氨酰转移酶、白蛋白、总蛋白及胆红素等，这些指标的异常都可以反映肝脏功能异常，以及肝实质细胞受损的程度。

（2）血脂：脂肪肝与血脂异常密切相关。所以脂肪肝患者一定要做血脂化验。血脂化验主要包含甘油三酯、总胆固醇、高密度脂蛋白、低密度脂蛋白、小而密低密度脂蛋白胆固醇、载脂蛋白 A 及载脂蛋白 B 等。对于血脂的检验有利于判断患者是否存在高脂血症，以及属于哪一种高脂血症。

（3）尿酸：一部分脂肪肝患者可以出现尿酸增高。脂肪肝和高尿酸血症都属于代谢综合征。部分脂肪肝患者尤其是肥胖相关脂肪肝患者经常合并尿酸升高，原因在于体重超标，或者饮酒，或者进食大量含嘌呤的食物（如动物的内脏、过多的肉类等）导致尿酸生成过多，也可能是患者出现早期肾损害而使尿酸排泄减少，导致尿酸增高。

（4）血糖、胰岛素、糖化血红蛋白：主要了解是否存在糖尿病、胰岛素抵抗，以便有针对性地加以治疗。

其他还有血常规、血流变、肝纤维四项、甲胎蛋白等化验。可以排查有无贫血、高黏滞综合征、肝纤维化、肝占位病变等。

75 脂肪肝患者需要做哪些检查？

脂肪肝患者需要做腹部影像学检查，包括肝胆超声、肝脏瞬时弹性检测、上腹部 CT 平扫、肝脏磁共振成像检查等。腹部超声多用于常规体检、流行病学调查等对脂肪肝的初步筛查；肝脏瞬时弹性检测可对肝脂肪变程度、肝脏硬度做出定量分析；上腹部 CT 检查有助于区分弥漫性脂肪肝或局限性脂肪肝，了解有无肝脏占位性病变，肝脏大小形态及有无脾大、腹水等；磁共振成像检查的目的与 CT 类似，并且可行腹部脂肪定量检测。进行上述检查患者当天需空腹。必要时还需做肝穿刺活检术以明确肝脏脂肪变、肝细胞炎症及纤维化程度。肝穿刺活检术前需查患者血常规、凝血功能等进行

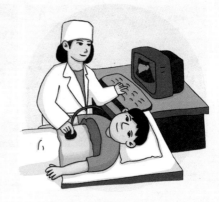

评估。术后需卧床休息，密切监测患者生命体征，防止出血、感染等并发症。

76 超声是如何诊断脂肪肝的?

超声是临床上应用范围广泛的影像学诊断工具，根据肝脏前场回声增强（"明亮肝"）、远场回声衰减，以及肝内管道结构显示不清等特征诊断脂肪肝。

（1）轻度脂肪肝：光点细密，近场回声增强，远场回声轻度衰减，血管结构清晰。

（2）中度脂肪肝：光点细密，近场回声增强，远场回声衰减明显，血管结构不清晰。

（3）重度脂肪肝：光点细密，近场回声显著增强，远场回声显著衰减，血管结构不能辨认。

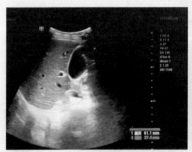
正常肝脏 B 超

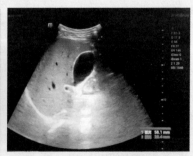
中度脂肪肝 B 超

健康肝脏与脂肪肝对比图

超声对重度脂肪肝的灵敏度达 95%。超声对轻度脂肪肝诊断的敏感性低，特异性亦有待提高，因为弥漫性肝纤维化和早期肝硬化时也可观察到脂肪肝的典型特征。

77 CT 是如何诊断脂肪肝的?

CT 检查可以观察肝脏组织的一些变化，通过这些变化可以诊断脂肪肝。脂肪肝时肝脏密度降低，肝脏与脾脏的 CT 值之比 ≤ 1。一般来讲，肝脾 CT 值的比值越小，说是肝脂肪变越重，所以，临床依据肝、脾相对密度比，将脂肪肝分成轻、中、重度。①肝脏相对密度减少，0.7 <肝 / 脾 CT 比值 ≤ 1.0，为轻度脂肪肝。②肝脏相对密度减少，0.5 <肝 / 脾 CT 比值 ≤ 0.7，为中度脂肪肝。③肝脏相对密度明显减少或呈负数，肝 / 脾 CT 比值 ≤ 0.5，为重度脂肪肝。

78 核磁共振是如何诊断脂肪肝的?

磁共振成像（MRI）是诊断脂肪肝最准确的影像学方法，其诊断脂肪肝准确性优于 B 超和 CT，能检测出 5% 以上的肝脂肪变。质子磁共振波谱（MRS）可通过直接测定肝细胞甘油三酯中的质子信号，从而获得肝内脂肪浸润值（FF 值），进而通过评价非酒精性脂肪肝严重程度诊断脂肪肝。但 MRI 和 MRS 费用昂贵，不宜作为脂肪肝的常规诊断方法，主要用于科研。

79 什么是肝脏瞬时弹性检测？

肝脏瞬时弹性检测是一种非侵入式、利用超声波发射及跟踪测定受检者肝脏硬度值（LSM）及肝脏脂肪的受控衰减参数，以此判断其肝纤维化程度及脂肪肝的一种无创检测方法，目前国内主要使用于临床的仪器有"FibroScan""FibroTouch"等，其结果可反映肝脏的硬度，硬度越高，纤维化程度越明显。其优点有：①作为一种完全无创伤性检查，替代了肝活体组织检查难以实现的肝脏纤维化实时动态监测，完全无危险性。②作为一种较为成熟的检测技术，其优势为操作简便、可重复性好，能够比较准确地识别轻度肝纤维化和进展性肝纤维化或影像学难以发现的早期肝硬化。检查过程无须长时间等待，结果立等可取。③是一种量化的检测结果，可为医生提供客观的诊断依据，是目前检测肝纤维化程度准确度较高的方法之一。④同时可检测肝脂肪变程度和肝脏硬度两项指标，可谓"一举两得"。

河南中医药大学第一附属医院

肝纤维化及脂肪肝定量检测报告

姓名：王××	性别：×	年龄：××岁		检查号：×××
诊断：脂肪肝	科室：脾胃肝胆病科		ID号：-	

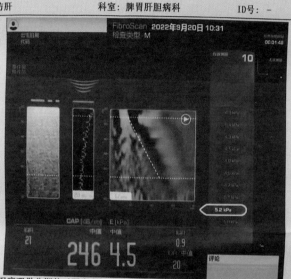

CAP值与肝组织病理学分期的对照参考标准：　　肝脏硬度值与肝组织病理学分期的对照参考标准：

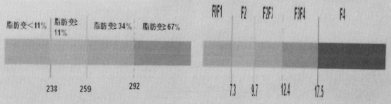

结果：

　　肝脏脂肪检测CAP：　246　dB/m　　　　肝脏硬度值：　4.5　kPa

提示：

　　1.肝脏脂肪变≥11%

　　2.肝脏硬度值处于F0期

送检医生：×××　　　检查者：×××　　　审核者：×××　　　报告日期：2022-09-20 10:16

注：此报告仅对本次检查有效，供临床参考，不作证明用，复查时请携带此报告。

80 肝脏瞬时弹性检测有哪些注意事项?

尽管肝脏瞬时弹性检测有众多优势,但也不是"一招鲜、吃遍天"的。一是肝脏瞬时弹性检测的影响因素较多,受肝脏炎症、水肿、胆汁淤积等影响。二是存在一定的诊断灰区,需要结合血常规、肝功能、B 超等检查来综合判断。三是肝脏瞬时弹性检测无法检查肝脏炎症病变程度。四是对于临床通过全面检查仍无法判断的肝病,依然需要进行肝活体组织检查。

其注意事项有:肝脏瞬时弹性检测应在空腹或餐后 2 h进行;有黄疸、腹水的患者不建议做,因为结果不可靠;过度肥胖、肋间隙过小的患者也不建议做。

81 为何部分脂肪肝患者要行肝活体组织检查?

肝活体组织检查是评估肝脏损伤程度最准确的检查项目,迄今为止仍被称为肝病诊断的"金标准"。很多人认为脂肪肝没有必要进行肝活体组织检查。其实,如果想要更准确地判断病情,建议进行肝活体组织检查。其诊断价值远高于血液生化、影像学等检查，它可以明确脂肪肝的程度、病理类型，是否合并脂肪性肝炎和肝纤维化，并可提示脂肪肝的病因，以及了解预后。

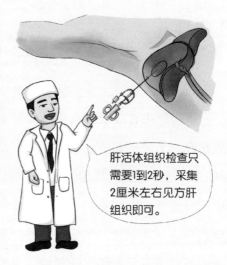

肝活体组织检查只需要1到2秒，采集2厘米左右见方肝组织即可。

82 哪些患者才需要做肝活体组织检查？

　　肝活体组织检查对于确诊脂肪肝准确性高，其是确诊局灶性脂肪肝的主要方法。对于临床通过全面检查仍无法判断的肝病，依然需要进行肝活体组织检查。但该检查有一定风险，必须严格掌握适应证。主要包括：①经过常规检查和诊断性治疗仍未能明确诊断的患者。②有进展性肝纤维化的高危人群，但缺乏临床或影像学肝硬化证据者。③大于45岁、合并2型糖尿病，以及有纤维化进展危险因素的患者。④患者强烈要求了解肝病的性质及预后。

83 如何选择脂肪肝检查项目？

脂肪肝患者应根据自身具体情况选择化验检查项目。一般而言，上面提到的肝功、血糖、血脂等抽血化验及 B 超、肝脏 CT、肝脏瞬时弹性检测、人体成分分析等检查，是所有脂肪肝患者的常规项目。但根据各自病情的不同，还应化验检查一些其他项目。例如，合并高脂血症的患者，除血脂六项以外，还应化验游离脂肪酸、血流变、行颈部血管彩超、心脏彩超等检查；合并糖尿病的患者，还应进行糖耐量试验以及血糖监测；合并肥胖的患者，还应进行体脂率、内脏脂肪水平、内脏脂肪面积测定；合并高尿酸血症的患者，还应检查肾功能、肾脏血管彩超等，以了解有无肾损害；合并胆结石的患者，还应检查碱性磷酸酶、γ–谷氨酰转移酶及磁共振胰胆管成像等，以排除胆总管结石、胆管炎等病变。

84 脂肪肝诊断有哪些注意事项？

（1）对怀疑有脂肪肝的患者，首先明确有无脂肪肝。临床上主要进行彩超、肝脏 CT，以及肝脏 MRI 等影像学检查。

（2）询问饮酒史，区分酒精性脂肪肝与非酒精性脂肪肝。根据我国《非酒精性脂肪性肝病诊疗指南》，如果患者无饮酒史或虽饮酒但饮酒量未达诊断标准，则可以排除酒精性肝病。

（3）明确脂肪肝病因。通过检查人体学指标、血脂、血糖及糖化血红蛋白等明确脂肪肝的致病因素。

（4）排除引起脂肪肝的其他疾病。在排除酒精性肝病的基础上需进一步排除引起脂肪肝的特定肝病，如病毒性肝病、自身免疫性肝病、遗传代谢性疾病、药物、工业毒物、家族遗传性体质等引起的脂肪肝。

（5）明确是否与其他肝病并存。对于肝酶升高的脂肪肝患者，须仔细鉴别其原因，特别是当可能存在多种混杂因素时，不能因轻中度的肝酶升高而简单地认为由脂肪肝引起。如伴慢性乙型肝炎、慢性丙型肝炎或过量饮酒的脂肪肝患者出现肝酶升高，须排除病毒活动或酒精等因素引起的肝损伤。而对于伴有代谢综合征的脂肪肝患者，因其服用的降脂、降糖药物，可能存在肝损伤。

85 脂肪肝患者转氨酶一定会升高吗？

我们平常所说的肝功能化验中谷丙转氨酶和谷草转氨酶

的升高，通常意味着肝细胞受到了破坏，升高的程度说明了肝细胞破坏的范围和程度。升高越明显，破坏越严重，尤以谷丙转氨酶为著。对于脂肪肝患者而言，不是所有的脂肪肝患者转氨酶都会升高。单纯性脂肪肝不伴肝细胞炎症，转氨酶一般处于正常范围。如果转氨酶也出现了升高，叫作脂肪性肝炎。具体表现为血清转氨酶和 γ - 谷氨酰转移酶可有轻至中度增高（小于 5 倍正常值上限），通常以谷丙转氨酶升高为主。在体检时发现的非酒精性脂肪性肝病患者中，转氨酶升高的占 10%~20%，如果排除其他肝病，转氨酶持续升高半年以上，就可诊断为非酒精性脂肪性肝炎。严格来讲，肝活体组织检查出现肝脂肪变伴炎症反应，就属于脂肪性肝炎，此时化验转氨酶可能并没有明显升高，而临床化验转氨酶升

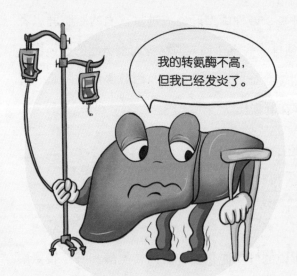

我的转氨酶不高，但我已经发炎了。

体检转氨酶升高可能是啥原因

高者说明肝细胞炎症已经比较严重。所以并非所有脂肪性肝炎患者一定会出现转氨酶升高。

86 非酒精性脂肪肝患者转氨酶升高有哪些特点?

与其他肝炎相比,非酒精性脂肪肝的转氨酶升高具有以下特点:①在所有非酒精性脂肪肝患者中,仅有 1/5 左右会出现转氨酶升高,并且一般不超过 200 U/L。②以谷丙转氨酶升高为主,谷草转氨酶与谷丙转氨酶比值 < 1.3,如果其比值 > 1.3,提示存在进展性肝纤维化。③转氨酶升高持续时间较长,大多在半年以上,且波动范围较小。④当脂肪肝进展到肝纤维化阶段,转氨酶反而逐渐下降,演变成肝硬化后,转氨酶可能恢复正常,而出现白蛋白减少、白细胞下降等其他表现。

87 脂肪肝鉴别诊断需注意哪些问题?

(1)鉴别酒精性脂肪肝和非酒精性脂肪肝。二者影像检查都提示有脂肪肝,最大的区别在于是否有大量饮酒史(详见诊断篇第 66 个问题)。

（2）鉴别急性脂肪肝和慢性脂肪肝。前者往往因妊娠、药物或毒物导致，发病时间在半年以内；后者常因肥胖、血脂异常、2 型糖尿病诱发，病程在半年以上。

（3）鉴别原发性脂肪肝和继发性脂肪肝。如果患者以往有丙型肝炎、乙型肝炎、甲状腺功能减退症等疾病，之后患上脂肪肝，属于继发性脂肪肝；如果没有其他疾病而直接患脂肪肝，则属于原发性脂肪肝。

（4）区分脂肪肝的分期分级。通过实验室检验及影像学、病理学等检查，区分是单纯性脂肪肝、脂肪性肝炎，还是肝硬化，并明确肝损伤的程度。

明确是否合并其他肝病。比如，具体了解用药史，结合病理学检查，明确是否合并药物性肝炎；通过自身免疫性抗体、免疫球蛋白等检验结果及病理学等检查，确定是否合并自身免疫性肝病或系统性红斑狼疮等疾病。

88 弥漫性脂肪肝和局限性脂肪肝有何区别？

弥漫性脂肪肝说明肝脏的脂肪分布较广，在肝内呈现弥漫性分布。肝脏 CT 平扫示肝内密度普遍低于脾脏、肾脏和肝内血管，肝脏 CT 增强扫描示肝内血管影像显示清晰，其形态走向均无异常。

局灶性脂肪肝，又称为肝脏局灶性脂肪变，指肝脏某一局部区域脂肪浸润，影像学上呈现局灶性或斑片状的假性占位性病变。本病可发生于各年龄组，以中老年患者多见。由于病变范围小，临床表现多不明显或仅有轻微的非特异性症状，抽血化验肝功能实验常无变化。

弥漫性脂肪肝和局限性脂肪肝主要通过彩超、CT、磁共振成像这些检查来区别。

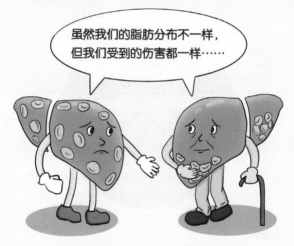

89 局限性脂肪肝如何鉴别诊断?

局限性脂肪肝需与肝癌等占位性病变相鉴别。肝癌，尤其是小细胞肝癌和甲胎蛋白阴性的肝癌，很难与局限性脂肪肝鉴别。通常情况下 CT 检查肝癌多呈衰减表现，常有包膜影和门静脉侵犯，加注造影剂后扫描组织对比增强。选择性肝动脉造影能较好地显示肿瘤血管。而局限性脂肪肝无上述表现。超声引导下肝穿刺活检是确诊各种肝内占位性病变的有效方法。

90 中医"十问歌"如何诊断脂肪肝？

有人说："为什么你就问了问我，没做任何检查就知道我有脂肪肝？"回答这个问题要从中医"十问歌"说起。

中医有四种诊断方法，即望、闻、问、切。其中，问诊占有重要地位，古人将问诊经验总结为十问歌，即："一问寒热二问汗，三问头身四问便。五问饮食六胸腹，七聋八渴俱当辨。九问旧病十问因，再兼服药参机变……"这些就提示医生接诊时，要全面、详细地询问患者信息。

一般脂肪肝患者均有长期进食油腻食物或者饮酒、多卧少动等个人生活习惯。而这些不良生活习惯会造成脾失健运、气血津液化生失常，以致气虚、痰湿形成，患者会出现乏力困倦、腹胀、大便稀溏、食欲下降等临床表现。所以通过中医十问歌的询问，可以详细知道患者饮食、二便等详细情况，从而初步推断出患者是否有脂肪肝。

另外，通过十问歌的问诊可以推断出患者属于脂肪肝的何种中医证型，如患者表现为胸闷胁胀、脘痞不舒，伴有嗳气、情志抑郁，则多为肝郁脾虚型；患者表现为脘胁作胀、体形肥胖、神疲乏力、肢体沉重，则多为痰湿内阻型；患者表现为胁肋胀痛、口干且苦、尿黄、大便不调，则多为肝胆湿热型。

可见，通过中医十问歌的问诊，可以详细了解患者的症状、饮食、二便、既往史等情况，找出对诊断、辨证有价值的信息，以便指导用药。

中医十问歌

一问寒热二问汗，三问头身四问便。
五问饮食六胸腹，七聋八渴俱当辨。
九问旧病十问因，再兼服药参机变。
妇人尤必问经期，迟速闭崩皆可见。
再添片语告儿科，天花麻疹全占验。

91 中医可以"一望便知脂肪肝"吗?

"一望便知脂肪肝",这可不是空穴来风。

随着生活方式的改变,目前脂肪肝患者越来越多,中医专家通过望诊掌握一些临床特点,可以大致推断出某个人是否患有脂肪肝。这就是我们所说的"一望便知脂肪肝"。

那么脂肪肝都有哪些征兆呢?下面就为大家介绍脂肪肝的一些常见征兆,有相关表现的朋友一定要提高警惕。

(1)体形肥胖,尤以腹型肥胖为主。这类患者体重超重,体重指数(BMI)多大于 24 kg/m²。

(2)食欲不振。食欲不振是脂肪肝患者常见的症状之一,如果长时间食欲不振,应考虑脂肪肝的可能。

(3)疲倦乏力。中度以上脂肪肝可以有倦怠、易疲劳的表现。

(4)蜘蛛痣。中医又称血痣,因形似蜘蛛而得名。它是皮肤小动脉末端分支性扩张所形成的血管痣,形似蜘蛛,故称蜘蛛痣,经常出现在面、颈、手背、上臂、前胸和肩膀等部位。直径可从针头大至数厘米以上。检查时用指尖或棉签压迫蜘蛛痣的中心,其呈辐射状的"小血管网"即可褪色,去除压力后又会出现。蜘蛛痣最常见于急慢性肝炎或肝硬化患者，但在一部分脂肪肝患者身上也可以看到。

（5）黄疸。可见巩膜发黄，脂肪肝患者多为轻度黄疸。

（6）其他表现。脂肪肝患者还会出现肝外的不典型表现，如口舌溃烂，皮肤湿疹、皮疹，牙龈出血等，现代研究认为这些症状可能与多种维生素缺乏有关，此外还可能出现女性月经过多或闭经，男性乳房发育内分泌失调表现。

需要强调的是，这些症状并不是脂肪肝所特有的，发现这些早期表现不仅对脂肪肝的调理意义重大，对于及早发现其他更严重的器质性疾病更是大有裨益。

92 为什么脂肪肝患者常见"厚腻苔"？

舌象可反映人体脏腑功能及气血、阴阳等生理病理状态。望舌，又称舌诊。根据中医理论，舌通过经络直接或间接地与心、肝、脾、肾等许多脏腑相联系，所以脏腑病变可从舌象变化中反映出来。

望舌最主要的是观察舌质和舌苔。正常人的舌象，是"淡红舌、薄白苔"，也就是舌体颜色淡红，舌面有薄薄的、颗粒均匀的、干湿适中的白苔。

舌苔则能反映胃中津液与消化的情况，望苔主要观察的是舌苔的颜色、薄厚、润燥、腐腻、剥落等变化。正常人有一层薄白苔，而厚苔或少苔、剥苔都是疾病的表现。不能透过舌苔见到舌质，称为厚苔；苔质致密，颗粒细小，融合成片，如有油腻之状，紧贴舌面，揩之不去，称为腻苔。厚腻苔是指腻苔之中较厚者，说明体内有痰浊、湿浊。

脂肪肝患者的不良生活习惯会导致脾失健运，食滞不化，食积肠胃，津液化生失常，酿湿生痰，痰浊、湿浊内阻，浊气上泛而形成厚腻苔，患者经常会出现乏力困倦、腹胀、大便稀溏、食欲不振等临床表现。

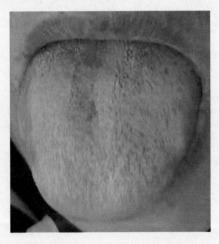

93 脂肪肝患者为什么容易"舌头大"？

脂肪肝患者常见"大舌头"，也就是中医所说的胖大舌。

在充足自然光线下，患者张口缓慢伸舌，舌体放松，舌面平展，舌尖自然下垂，充分暴露舌体。此时可见患者舌体虚浮胖大，或边有齿痕，色淡而嫩即为中医所说的胖大舌。主要因脾之阳气虚衰，水饮痰湿阻滞，水湿潴留舌体致舌体胖大。多伴舌苔水滑或滑腻，提示此时身体内的湿气已经混浊淤积，易出现肥胖，脂肪也易堆积肝脏。

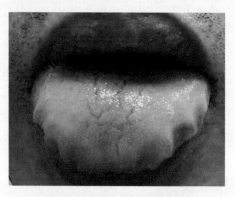

慢性肝病患者为什么舌面常见瘀斑？

舌上的瘀点，多见于舌两侧，瘀点看上去瘀暗发黑，不突出舌面，瘀血融合成片就形成了瘀斑。舌上出现瘀点和瘀斑一般提示身体某部位血行不畅，身体处于瘀血状态，血行瘀滞不畅。瘀点、瘀斑越多越重，往往瘀血也越重。

中医认为，血液的运行，靠气的推动，肝主疏泄条达，调节血液运行。如果长期慢性肝病，且心情不畅，则肝气郁结，肝失疏泄而致气滞不行，气滞则血运迟缓而瘀血；久病气虚，而血行无力，脾胃运化失常，酿生湿浊，阻滞经脉，血液运行受阻等可形成瘀血。

瘀血既是病理产物，又是致病因素，瘀血不去则新血不生，相互影响，气血日渐虚损。气血虚则整体功能减退。瘀血日久可凝聚成为痞块。在临床所见各型肝炎中，均有不同程度的瘀血存在。

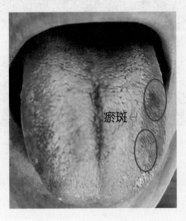

瘀斑

95 中医为什么要看舌下青筋?

舌下青筋，中医称谓舌下络脉，是位于舌下系带两侧的静脉。中医认为，通过对舌下青筋的颜色、形状、充盈等情况进行诊察，可以分析机体气血运行情况，了解患者特别是肝病患者的病情。

望舌下络脉的方法是：让患者张口，将舌体向上腭方向翘起，舌尖轻抵上腭，勿用力太过，使舌体自然放松，舌下络脉充分显露。首先观察舌系带两侧大络脉的长短、粗细、颜色，有无怒张、弯曲等异常改变，然后观察周围细小络脉的颜色、形态有无异常。正常的舌下络脉隐现于舌下，脉色暗红，脉形柔软，无弯曲紧束等，不超过舌下 1/3。

舌下络脉的病理变化，主要表现于色泽和形态两方面。舌脉色青紫，其形粗长或怒张，提示气滞血瘀，或痰瘀互结；其色淡紫，脉形粗大或怒张，提示寒邪凝滞或气虚血瘀；其色紫红，脉形怒张，提示热壅血滞；其色淡红或浅蓝色，脉形细小，提示正气虚弱。所以舌下络脉的变化，主要提示瘀血病变的存在，根据其色青紫、淡紫、紫红，分别确认瘀血属气滞寒凝、气虚，还是热壅。

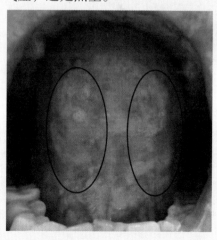

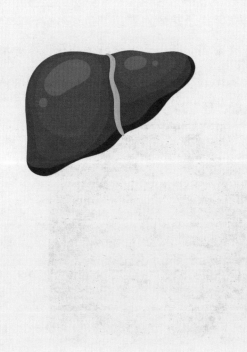

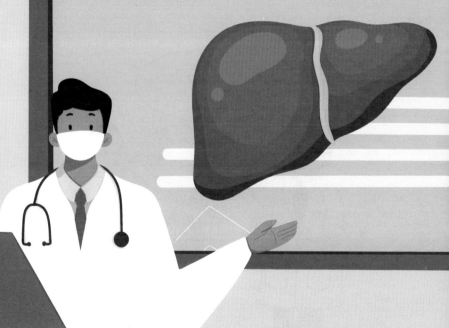

三、
治疗篇

96 体检发现患了脂肪肝该怎么办?

体检发现脂肪肝时要正确对待,避免以下 3 种情况:一是忽视。体检发现脂肪肝后,很多人会认为患脂肪肝是正常的,既不改变不健康的生活方式,也不进行药物治疗。二是过于担忧。认为脂肪肝治不好,以致产生害怕、焦虑、烦躁等负面情绪,影响生活质量,加重病情。三是过度治疗或者错误治疗。滥用药物,盲目节食减肥,会因营养不良及药物副作用对肝脏产生二次损伤。正确的做法是:体检发现脂肪肝,应尽早寻求肝病医生的专业建议,找出病因,采取个体

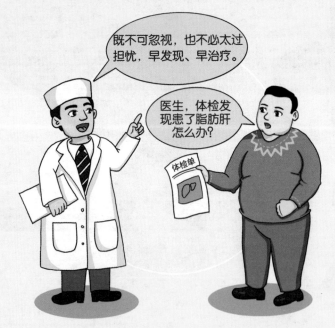

化的防治措施，并定期检查，长期关注，直至病情好转。脂肪肝虽不会致命，但危害很大（详见第一篇第 26 个问题），所以发现患了脂肪肝需引起重视，正确对待，以免造成不可逆的肝脏损伤。

97 脂肪肝是否需要治疗？

不少人认为脂肪肝患者没有症状、肝功能正常就不用治疗，"少吃多运动"就行了。事实上，"没症状"不等于"没有病"，即便"肝功能正常"也不等于"不用治疗"。如果患了脂肪肝不治疗，任由病情进展，则可能由"没有症状、肝功能正常"的单纯脂肪肝发展为"出现症状、肝功能异常"的脂肪性肝炎、肝硬化，甚至肝癌，还可能诱发或加重糖尿病、高脂血症、高血压、高尿酸血症、动脉硬化等多种疾病。所以，一旦发现脂肪肝，一定要及时、有效、规范地治疗，绝不能听之任之。

脂肪肝病情轻重不一，治疗方式亦不同。

如果抽血化验肝功能基本正常，"少吃多运动"就是主要的治疗方法。但是，具体到"少吃什么？吃多少合适？如何运动？"等问题，需要在专业医师指导下制订适合自身的饮食、运动处方，才能达到理想的治疗效果。

如果抽血化验肝功能不正常（如肝酶升高、总胆红素升高等），或彩超显示"肝实质弥漫性回声改变"等情况，说明出现了肝细胞损伤，就需要配合应用保肝药物。

如果彩超、CT 或者肝脏瞬时弹性检测等检查显示有肝纤维化、肝硬化或者脾大，这时在"少吃多动、保肝抗炎"的同时，建议配合中医治疗以阻止病情进展。

由此可见，脂肪肝不是简单的"少吃多运动"就能解决所有问题。要想治好它，需要下一番功夫。

98 脂肪肝能治好吗？

总体来讲，大多数脂肪肝是可以治好的。由于脂肪肝属于慢性病，好转起来比较慢，至少要半年才能有效，且病情容易反复，出现肝酶反复升高、体重反弹等情况，所以很多人认为脂肪肝治不好。其实，通过长期不懈的努力、良好的自我约束和自我管理，做到长期戒酒、有效控制体重、改变不良生活方式等，或者根据病情需要配合必要的中西医治疗措施，大部分脂肪肝病情能得到有效控制，甚至完全治愈。当然，并非所有的脂肪肝都能治好，如果病情进展至肝硬化阶段，即便是科学规范地治疗，也只能控制病情进展，很难恢复至正常的肝脏。

脂肪肝什么时候开始治疗合适?

发现脂肪肝，无论处于哪种阶段，都应尽早开始治疗。脂肪肝的最大特点就是病情悄悄进展但临床表现不明显，有些甚至发展至脂肪性肝炎、肝硬化等严重阶段仍无自觉症状。所以千万不能等出现不适或者抽血化验肝功能异常时再开始治疗。脂肪肝的治疗，越早开始越好。

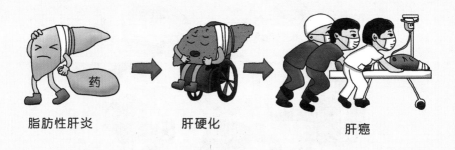

脂肪性肝炎　　　　　肝硬化　　　　　肝癌

100 治疗脂肪肝，必须打针吃药吗?

治疗脂肪肝，不一定要打针吃药。"养生"与"治疗"

相结合才是理想的治疗方法。首先是去除诱因，改变不良生活方式，就是要科学养生。例如，酒精性脂肪肝要及早戒酒，肥胖相关脂肪肝要及时减肥，改变久坐少动、夜间加餐等不良日常生活方式，糖尿病合并脂肪肝要低糖饮食，高脂血症合并脂肪肝要低脂饮食，等等，这些必不可少的方法也就是老百姓常说的养生。其次才是"药物治疗"，例如，转氨酶明显升高时需应用保肝抗炎药物，出现肝硬化时应用软坚散结药，丙型肝炎导致的脂肪肝要酌情联合抗丙型肝炎病毒治疗等。

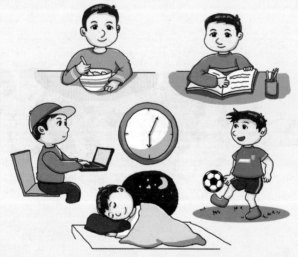

101 脂肪肝的治疗要点是什么？

脂肪肝治疗的要点在于找准病因，采取针对性的个体化治疗。如肥胖相关脂肪肝，有的人主要因为吃得太多，饭量过大，但运动量并不少，那么控制食量就是治疗重点；而有的人吃得不多，就是运动量太少，那么增加运动量就是最好的治疗；有的人吃得不多，运动量也不少，但饮食习惯不好，爱吃甜食、油炸食品，那么治疗重点在于改变饮食结构，少吃油腻、高热量食物，多吃清淡、低热量膳食。

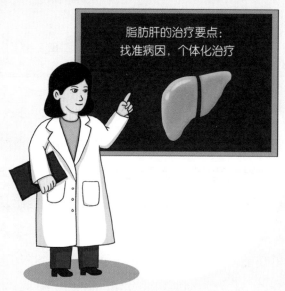

脂肪肝的治疗要点：
找准病因，个体化治疗

102 脂肪肝需要治疗多久？

大多数脂肪肝属于慢性疾病，其特点就是进展慢，恢复也慢。脂肪肝的医学治疗（药物治疗、中医特色治疗等）一般 3~6 个月为 1 个疗程，而饮食控制、体重管理、生活方式改变等基础治疗则是长期的。即便脂肪肝已完全治愈，受不良生活方式再次影响，脂肪肝极易复发，尤其是得过脂肪肝的人，更容易再次患脂肪肝。脂肪肝反复发作，更易发展成肝硬化，甚至肝癌。所以，脂肪肝的疗程是有限的，而维持疗效需要长期不懈地努力。

103 为什么说炎症期是脂肪肝治疗的"黄金期"？

依据脂肪肝病情的严重程度，由轻到重可分为单纯性脂肪肝、脂肪性肝炎和脂肪性肝硬化 3 个阶段。单纯性脂肪肝是脂肪肝的早期表现，该阶段有 5% 以上的肝细胞出现了脂肪性改变，但尚未出现严重炎症反应，临床多无自觉症状，抽血化验肝功能基本正常，此时通过调整饮食、增加运动等生活方式改变，往往可使脂肪肝好转；如果随着病情进展，多种代谢紊乱（糖代谢、脂代谢、胆汁酸代谢等）导致应激性肝损伤，出现肝酶轻至中度升高、肝区疼痛不适等症状，提示进入病情脂肪性肝炎阶段，此时需在饮食、运动等干预基础上联合应用合理药物或其他治疗手段，病情才可能好转，也有望恢复为正常肝脏。如果病情进展到脂肪肝相关性肝硬化阶段,即便多方治疗病情得以控制,也不易恢复为正常肝脏。所以说炎症期是脂肪肝发展到肝纤维化、肝硬化的关键节点,也是治疗干预和开展研究的重要环节。在此阶段规范治疗,病情可获得逆转,恢复为健康的肝脏。由于此期的及时规范治疗对于脂肪肝的预后具有非常重要的意义,所以叫作"黄金期"。当然,即便病情已经发展到了脂肪肝相关肝硬化阶段,也是可以治疗的,但是治疗时间会更长,难度会加大。

104 为何脂肪肝患者不要急着"降酶"?

　　血清转氨酶升高往往令脂肪肝患者非常担忧,即便没有自觉症状,一旦体检发现转氨酶升高,大多数患者都会选择去医院就诊。也就是说,肝酶升高是促使患者重视脂肪肝的最常见原因。大部分患者要求用药尽快使转氨酶恢复正常。有时临床医生也会用一些药物来快速降酶,以缓解患者的焦虑情绪和精神压力。

　　事实上,多数患者并不需要这些降酶药物的治疗。首先,这类药物虽然能迅速降低血清转氨酶水平,但其对肝脏的保护作用不大,也无法去除肝脏脂肪。也就是说,这些药物虽能"降酶",但不能治愈脂肪肝。如果引起转氨酶升高的病因(脂肪肝)没有被有效去除,一旦停药,转氨酶很容易再次升高。其次，一些药物虽然能迅速降酶，但有可能掩盖疾病真相，诱导一部分患者误以为病情已改善，从而忽视了戒酒、饮食控制、增加运动量、减肥等基础治疗。最后，脂肪肝患者血清转氨酶升高的特点是"低水平、长时间、难治愈"，部分脂肪肝患者即便用了这些降酶药物，转氨酶水平仍可能忽高忽低，不能降至正常。

要使脂肪肝患者血清转氨酶水平恢复正常并且不再反弹，最重要的措施是去除病因，如减肥、戒酒等。对大多数非酒精性脂肪性肝病患者而言，只要能将体重减轻 10% 左右，血清转氨酶多能恢复正常。从药物作用机制来看，应用具有调节肝脏脂肪代谢和抗氧化作用的水飞蓟素、多烯磷脂酰胆碱和维生素 E 等保肝药物，也能显著且较为持久地降低脂肪肝患者的转氨酶，但这些药物通常需要应用 6 个月以上才会起效。

如果患者对转氨酶升高心理负担过重，可以考虑应用双环醇等药物快速降低血清转氨酶，减轻其心理负担，帮助其树立长期综合治疗的信心和决心。

105 患了脂肪肝必须用保肝降酶药吗?

不是所有脂肪肝患者都需用保肝降酶药。在综合治疗的基础上,保肝药物作为辅助治疗推荐用于以下类型非酒精性脂肪性肝病患者:①肝活组织检查确诊的非酒精性脂肪性肝炎。②临床特征、实验室及影像学检查提示存在非酒精性脂肪性肝炎或进展性肝纤维化,例如,脂肪肝合并代谢综合征,血清氨基酸转移酶和(或)细胞角蛋白持续升高,肝脏瞬时弹性检测肝脏硬度值显著增高。③应用相关药物治疗代谢综合征过程中出现谷丙转氨酶、谷草转氨酶、γ-谷氨酰转移酶等肝酶升高。④合并药物性肝损伤、自身免疫性肝炎、慢性病毒性肝炎等其他肝病。建议根据肝脏损伤类型、程度及药物效能和价格选择 1 种保肝药物,疗程需要 1 年以上。对于血清谷丙转氨酶高于正常值上限的患者,口服某种保肝药物 6 个月,如果血清氨基酸转移酶仍无明显下降,则可改用其他保肝药物。至今尚无有效药物被推荐用于非酒精性脂肪性肝炎患者预防肝硬化和肝细胞癌。

106 脂肪肝患者在什么情况下需要药物治疗？

当出现以下情况时，脂肪肝需要药物治疗：①肝功能异常时：如化验肝酶或胆红素升高，此时可应用 1~2 种保肝药物治疗。②出现各种并发症时：如并发糖尿病时需酌情联合胰岛素、二甲双胍等降糖药；并发血脂异常时需联合贝特类、他汀类等调脂药；并发高血压时需联合降压药等。③出现明显自觉症状时：如出现肝区疼痛不适、腹胀、便秘或便溏等不适症状，建议中医中药辨证治疗，往往可取得较好疗效。

107 只吃降脂药就可以治疗脂肪肝吗？

只服降脂药是不能治疗脂肪肝的。血脂异常引起的脂肪肝服用降脂药可通过降低血脂辅助治疗脂肪肝，但不能作为治疗脂肪肝的主要药物。引起脂肪肝的常见原因，除了高脂血症还包括肥胖和 2 型糖尿病，治疗这两种脂肪肝还需配合减肥、降糖等治疗。总之，任何药物治疗脂肪肝都是有疗程限制的，如果只是依赖药物治疗脂肪肝，要么疗效不佳，要么停药后容易反弹。所以脂肪肝的治疗根本在于改变各种不良生活方式，并且长期坚持下去。

108 治疗脂肪肝的常用西药有哪些？

目前尚无公认的专门治疗脂肪肝的药物，但可根据其具体情况，选择应用一种或多种药物治疗肥胖症、高血压、2型糖尿病、血脂紊乱、痛风等疾病，以控制并发症，提高生活质量，减少多脏器损害。

（1）减肥药：当 BMI ≥ 30 kg/m^2 和 BMI ≥ 27 kg/m^2 伴有高血压、2 型糖尿病、血脂紊乱等合并症的成人可以考虑应用奥利司他等药物减肥。

（2）降压药：血管紧张素 II 受体拮抗剂缬沙坦、厄贝沙坦、替米沙坦等，可用于非酒精性脂肪肝合并高血压病患者的治疗。

（3）调脂药：非酒精性脂肪性肝病患者高胆固醇血症的治疗，可应用 ω–3 多不饱和脂肪酸，当血清胆固醇 > 5.6 mmol/L 时常需应用贝特类药物降低血脂和预防急性胰腺炎。排除患者有肝功能衰竭或肝硬化失代偿之后，他汀类降脂药可用于非酒精性脂肪肝患者降低血清低密度脂蛋白胆固醇（LDL–C）水平以防治心血管疾病。

（4）降糖药：二甲双胍可以改善胰岛素抵抗、降低血糖和辅助减肥，建议用于非酒精性脂肪性肝病患者合并 2 型糖尿病的预防和治疗。利拉鲁肽不仅能够控制血糖，而且能够减肥和改善胰岛素抵抗，适合用于肥胖相关脂肪肝合并 2 型糖尿病患者。吡格列酮建议仅用于合并 2 型糖尿病的非酒精性脂肪性肝炎患者的治疗。

（5）保肝药：具有保护肝细胞、抗氧化、抗炎，甚至抗肝纤维化等作用。维生素 E、水飞蓟素（宾）、 双环醇、多烯磷脂酰胆碱、甘草酸二胺、还原型谷胱甘肽、S- 腺苷甲硫氨酸、熊去氧胆酸等针对肝脏损伤的治疗药物安全性良好，但这些药物对非酒精性脂肪性肝炎和肝纤维化的治疗效果仍需进一步的临床试验证实。

需要注意的是，减肥药、降压药、调脂药、降糖药使用期间应定期监测肝功能，预防药物性肝损伤等不良反应。

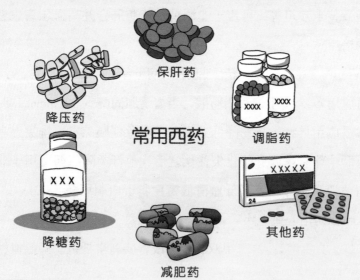

降压药　　保肝药　　常用西药　　调脂药　　降糖药　　减肥药　　其他药

109 你了解禁食疗法吗?

禁食,是指在一定时间内不食用或少食用食物,通常持续时间从 12 h 到 3 周不等。有许多研究表明,禁食可以延长多种实验生物的寿命。许多前瞻性临床试验也表明,禁食可以减少与衰老相关疾病的风险因素,包括心血管疾病、糖尿病和癌症等。禁食还可以增加对各种氧化应激的抵抗力,如急性手术应激。此外,还有研究表明,禁食能够增加癌症治疗效果。

不仅如此,禁食也是治疗肥胖的有利方式。如今,肥胖已然成为一种全球流行病,在世界范围内,肥胖率都呈现出上升态势。为了对抗肥胖带来的脂肪肝、高脂血症等代谢问题,人们试验了许多饮食干预措施,其中最受欢迎的当属间歇性禁食,即交替进行禁食和进食。

110 如何选择不同的间歇性禁食方式?

间歇性禁食目前有以下多种不同类型。

隔日禁食(ADF):以 2 d 为 1 个周期,36 h 无热量摄入,随后的 12 h 随意饮食。就是每 2 d 的周期里，只有半天可以随意吃（此时称为节日），其余时间只喝水。

改良版隔日禁食（MADF）：每周进行 3~5 d，随意进食的日子和禁食的日子交替进行，总热量摄入范围为每天 0~600 kcal（1 kJ=0.2389 kcal）。

5：2 饮食（5：2 diets）：以 7 d 为 1 个周期，每周 7 d 中有 2 d 限制只吃一顿中等分量的食物。

限时进食（TRE）：以 1 d 为 1 个周期，每天在特定的时间段内进食，通常为 8 h 内，进食期间没有热量限制，其余时间不进食。这种限时进食方式又可以分为晨间进食（eTRE）和午间进食（mTRE），前者是把每天的进食时间控制在 6~13 时，不吃晚餐；后者是把每天的进食时间控制在 11~20 时，不吃早餐。相对而言，eTRE 与古人的"过午不食"类似，更加安全有效。

111 限时饮食对脂肪肝有用吗？

限时饮食是一种热量限制的手段，对肥胖相关脂肪肝患者非常有益。最新科学研究结果已证实：限时饮食能够减轻体重和减少体脂率、增加胰岛素敏感性、降低肝脏脂肪含量、降低血压、缓解炎症反应等，还能调节人体生物钟紊乱。总之，限时饮食能够通过达到热量限制的效果来改善代谢问题。

最重要的是，限时饮食在日常生活中比较容易执行，我们只要少吃顿饭、少动点儿吃零食的念头就行啦！

也许有人会问：经常不按时吃饭，会不会对身体有什么危害？到目前为止，相关临床试验结果也显示，限时饮食不会对人体带来严重副作用。但要指出的是，一旦达到预期减重、调脂、保肝的目的，就应及时恢复一日三餐的饮食规律，毕竟常年不吃早餐或晚餐都不利于健康。

112 "过午不食"有道理吗？

前面提到了限时饮食，那么，一天 24 h，到底选在什么时候吃比较好呢？也就是说，哪个时间段禁食效果会更好呢？研究人员针对以上问题进行了为期 5 周的临床试验，共招募 82 名非肥胖的健康人，平均分为 3 组：第 1 组限制在 6~15 时任意 8 h 内进食，晚餐禁食；第 2 组限制在 11~20 时任意 8 h 内进食，早餐禁食；第 3 组则是想何时吃就何时吃。研究结果表明：在改善糖脂代谢方面，第 1 组和第 2 组较第 3 组改善更明显，也就是说，不管什么时候吃，咱只要做到限时饮食就能减少热量摄入。但进食时间段的不同带来的健康收益还是有所不同的。研究显示，进食时间控制在 6~15 时任意 8 h 能够更有效地改善胰岛素抵抗、肥胖等相关代谢问题，一般不影响睡眠质量或食欲。这说明与其仅仅在下午或是晚上进餐，不如将进餐时间控制在上午（相当于"过午不食"），其他时间段禁食，这样才能够显著降低空腹血糖，改善胰岛素抵抗、肥胖和炎症等，增加肠道微生物多样性，从而有利于减胖、减轻脂肪肝。

可见，"过午不食"的限时饮食方式是有科学道理的！

113 肥胖相关脂肪肝患者只减肥就行了吗？

肥胖相关脂肪肝患者必须减肥，但仅仅减肥是不够的。减肥的同时，还要关注肝功能、血脂、血糖、尿酸等指标的变化，酌情配合必要的治疗。因为如果脂肪肝已经发展到了炎症或者纤维化阶段，在减肥基础上，还要配合合理的保肝治疗，才可能使病情好转。另外，应实施科学减肥，过度的节食减肥是不对的，容易导致营养物质摄入不足，造成消化功能障碍，脂肪组织不能及时由肝脏代谢、转运出来，反而会诱发或加重脂肪肝。

114 脂肪肝患者怎样才能做到 "管住嘴、迈开腿"？

老百姓都知道，得了肥胖相关脂肪肝，就得少吃多运动，俗称"管住嘴、迈开腿"。但事实上，说来容易做来难！日常生活中要真正做到这两方面，并不是件容易事儿。

（1）"管住嘴"：又叫作饮食管理，包括四个方面。

一是"吃得少"。限制总热量（包括糖、脂肪）摄入，建议每天减少 500 ~ 1000 kcal 热量（每天少吃 2 个馒头或 3 小碗米饭），控制碳水化合物及高胆固醇食物、饮料的摄入等。

二是"吃得好"。优化膳食结构，多吃全谷类食物（窝窝头、糙米、燕麦等）。摄入高蛋白饮食，每天需摄入蛋白质 100 g 左右，肉类、蛋、奶、豆制品均可，以瘦肉、鱼肉为佳，以中午食入最好。增加蔬菜供给，增加植物纤维摄入，每天摄入蔬菜 500 ~ 750 g。摄入适量水果。

三是"挑着吃"。不吃油炸、煎烤食物；尽量少吃甜食、膨化食品和饮料；尿酸高的人尽量少吃动物内脏、肥肉、啤酒、豆制品等高嘌呤饮食；酒精性脂肪肝必须长期戒酒。

四是"定时吃"。调整饮食习惯，饮食要有规律，每天 3 顿饭按时吃，严格控制晚餐的热量，拒绝夜宵及暴饮暴食。

（2）"迈开腿"：又叫作运动管理，包括三个方面。

一是运动方式要合理。建议主要选择低强度、长时间的有氧运动为主，如慢跑、中快速步行（115 ～ 125 步／min）、骑自行车、上下楼梯、爬坡、打羽毛球、踢毽子、拍皮球、跳舞、做广播体操、跳绳和游泳等。根据自己的身体状况和兴趣爱好，选择适合自己的运动方式，并以能够长期坚持为原则。

二是运动强度要适量。坚持每周 3~5 次中等量有氧运动 30 min，或者每周 3 次高强度有氧运动 20 min，每周 2 次做 8 ～ 10 组抗阻训练。运动时脉搏应维持在 (170- 年龄) 次 /min，最多不超过 (200- 年龄) 次 /min。或运动后疲劳感于 10 ～ 20 min 消失为宜。锻炼后如果有轻度疲劳感，但是精神状态良好、体力充沛、睡眠好、食欲佳，说明运动量合适。如果锻炼后感到十分疲乏、四肢酸软沉重、头晕、周身无力、食欲欠佳、睡眠差，第二天早晨还很疲劳，对运动有厌倦的感觉，说明运动量过大，需要及时调整。需要注意的是，无论参加何种体育运动，都要

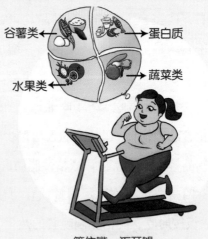

谷薯类　蛋白质　蔬菜类　水果类

管住嘴，迈开腿

循序渐进，从小运动量开始，逐步增加运动量。

三是运动要坚持。养成日常运动的习惯非常重要。每天锻炼的时间最好选择晨起、下午和晚餐后三个时间段，晚餐后运动对于减重最为重要。而且，运动不只在健身房才叫运动，生活中随时都可以运动，如不坐电梯走楼梯、不开汽车改步行、骑自行车，晚上看电视时可进行拉伸、局部运动，工作休息期间做广播体操，还可以定期打乒乓球和羽毛球、慢跑、跳舞、游泳等。避免久坐、久卧、少动等不良生活习惯。

115 除了少吃多动，脂肪肝治疗还要注意什么？

除了少吃多动，脂肪肝治疗还有以下注意事项：

第一，避免损肝药物应用，以免肝脏损伤加重；避免使用有肝毒性的中西药物，慎用保健品。

第二，限制饮酒，即使一次过量饮酒也可导致急性肝损伤并促进肝纤维化进展，而合并肝纤维化的非酒精性脂肪性肝病患者即使适量饮酒也会增加肝细胞癌发病风险。

第三，避免过度减肥。对于非酒精性脂肪性肝病特别是非酒精性脂肪性肝炎患者，应避免极低热量饮食减肥。

第四，早期发现并有效处理睡眠呼吸暂停综合征、甲状腺功能减退症、小肠细菌过度生长等可加剧肝脏损伤的并存疾病。

116 中医中药治疗脂肪肝有哪些优势？

中医认为脂肪肝的产生是由于肝、脾、肾功能失调，气滞、痰浊、血瘀等病邪阻滞于肝而发病。所以中医治疗脂肪肝重在调理肝（胆）、脾（胃）、肾等脏腑功能。脂肪肝从中医病机区分，又有脾虚、肝郁、痰浊、血瘀、肾虚等的不同侧证型，可以采用健脾法、疏肝法、化痰法、活瘀法、补肾法等治疗方法。概括起来，中医中药治疗脂肪肝有四大优势：

（1）*疗效的整体性*。针对同一位患者来讲，通过中医中药的治疗，达到调理全身脏腑功能、治疗多种疾病的综合疗效，这种整体调理非常符合脂肪肝作为全身性疾病，并发症、合并症多的特点。不但脂肪肝得以逆转，高脂血症、高血压、糖尿病等并发症也同时好转。

（2）*治疗方案的个体性*。针对脂肪肝患者不同的体质、证型、病程阶段，辨证施治，采用不同的方药和措施，实现个体化治疗，如脾虚证就采用健脾法，肝郁证就用疏肝解郁法，好比是"量体裁衣""私人定制"，这样才能达到最佳治疗效果。

（3）*治疗方法的多样性*。是指中医治疗脂肪肝的方法多种多样，除了口服中药汤剂以外，还有中成药、中药药膳、药茶等；除了药物治疗以外，还有中医特色治疗，如穴位埋线、刮痧、针灸等。不愿长期喝中药的患者也可通过这些中医治疗方法获得较好的疗效。

（4）生活调养的长期性。脂肪肝符合慢性病"病程长、见效慢、易复发"的特点，与疗程有限的医疗措施相比，长期坚持生活调养，形成良好的饮食、运动和生活习惯，对于稳固疗效、预防复发更重要。中医中药治疗属于"小火慢炖"，通过口服中药或中成药，以及药膳、药茶等养生保健措施，把中医养生理念融入脂肪肝治疗全过程，在潜移默化中使病情得到逐步好转。

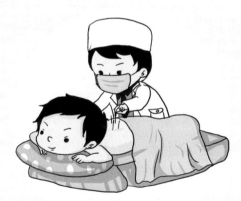

中医针灸治疗脂肪肝

117 脂肪肝常见的中医证型有哪些?

中医中药治疗脂肪肝以辨证施治为主。根据患者的具体病情、临床表现及中医证候等不同,一般将该病分为五个证型论治。

(1)湿浊内停型:表现为右胁胀满、体形肥胖、周身困重、头晕、倦怠等。舌质淡、苔白腻,脉弦滑,治疗应祛湿化浊。可用胃苓汤加减。

(2)肝郁脾虚型:表现为右胁不适,且多与情绪有关,伴嗳气、腹胀、纳差、厌油腻、右上腹部疼痛,舌淡、边有齿痕,苔薄白或腻。治疗应疏肝健脾,常用逍遥散加减。

(3)湿热蕴结型:表现为右胁肋胀痛、恶心呕吐、黄疸、纳呆,舌质红、苔黄腻,脉濡数或滑数,治疗应清热化湿,常用三仁汤合茵陈五苓散加减。

(4)痰瘀互结型:表现为右胁下肿块或右胁肋刺痛、不欲饮食、胸脘痞闷、面色晦暗,治疗应化痰活瘀,祛痰散结,常用膈下逐瘀汤合二陈汤加减。

(5)脾肾两虚型:表现为右胁下隐痛、乏力、腰膝酸软、夜尿频多、大便溏泄,治疗应补脾益肾,常用四君子汤合金匮肾气丸加减。

118 治疗脂肪肝常用的方药有哪些?

中医中药治疗脂肪肝的特点在于根据患者的体质、病程、病性等划分不同的证型,依据不同的证型选用相对应的方剂进行个体化治疗。

(1)湿浊内停型:常用方剂有苓桂术甘汤、胃苓汤等,常用药物有苍术、陈皮、厚朴、泽泻、猪苓、赤茯苓、白术等。

(2)肝郁脾虚型:常用方剂有逍遥散、柴胡疏肝散等,常用药物有当归、白芍、柴胡、茯苓、薄荷、枳壳、党参、郁金等。

(3)湿热蕴结型:常用方剂为三仁汤、茵陈五苓散等,常用药物有滑石、通草、白蔻仁、竹叶、厚朴、薏苡仁、茵陈等。

(4)痰瘀互结型:常用方剂为膈下逐瘀汤合二陈汤加减。常用药物有桃仁、牡丹皮、赤芍、川芎、当归、五灵脂、红花、半夏、浙贝母等。

(5)脾肾两虚型:常用方剂为四君子汤合金匮肾气丸加减。常用药物有人参、茯苓、白术、熟地黄、山茱萸、山药等。

在辨证分型的基础上,不同的患者可以进行药物的加减。如果患者以腹胀为主,我们可以加疏肝理气的药物,如香附、川芎、青皮、陈皮;如果以血瘀为主,患者表现以腹胀、腹痛、刺痛为主时，我们可以加桃仁、红花、芍药、川芎；如果患者表现为腹胀痛、厌油腻、畏寒时，我们可以加温中散寒的药物，如干姜、白蔻等。

119 你知道减肥祛湿名方"二陈汤"吗？

二陈汤是中医治疗痰湿证的基础方，主要由半夏、陈皮、茯苓、甘草、生姜等组成。该方出自《太平惠民和剂局方》。方中法半夏辛温性燥，可燥湿化痰、和胃止呕；陈皮理气化痰，气顺则痰化；茯苓健脾渗湿；甘草和中补脾。全方巧妙配伍，燥湿化痰、理气和中的功效较好。方中主药半夏和陈皮，以储存陈久者入药为佳，故名"二陈汤"。

中医讲，肥胖之人多湿多痰。所谓"痰"，并不单指看得见咳得出的痰涎，而是指停留在人体内的痰瘀（可理解为由于运化不佳而留积体内的有害液体，属病理产物）。中医认为，痰瘀阻塞通道，引起气血不畅，影响人体运化（新陈代谢）而导致肥胖。因此，中医治疗这一类痰湿型肥胖的方法是"化痰消脂"，患者多见舌苔白腻、脉滑、胸膈痞闷、恶心等。

如果属于痰湿重而肥胖者，可以服用一段时间的二陈汤，增强脾脏的运化功能，待舌苔变薄，脸上油腻消失时停止。

　　痰湿肥胖很多是后天的饮食和不良生活习惯引起的，这些会引起脾的运化失常，使身体的运化功能不正常。所以，要想预防肥胖或者减肥，在中药调理的同时，我们还必须从改变自身饮食和生活习惯做起，每天适当运动，饮食规律，避免暴饮暴食，作息时间要规律，并且长期保持良好的生活习惯。

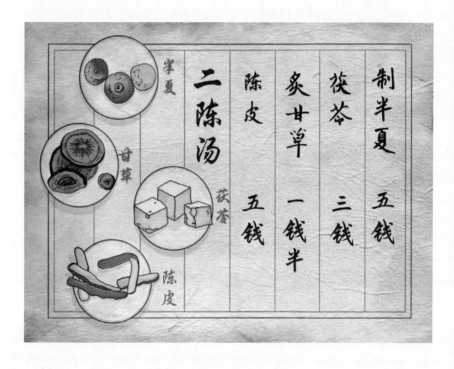

二陈汤

制半夏　五钱

茯苓　三钱

炙甘草　一钱半

陈皮　五钱

120 治疗脂肪肝的常用中成药有哪些？

治疗脂肪肝的常用中成药有以下几种：

（1）荷丹片：由荷叶、丹参、山楂、番泻叶、补骨脂等组成。具有化痰降浊、活血化瘀的功效，用于痰浊、瘀血所致的脂肪肝合并高脂血症。用法：每次 2 片，每天 2 ~ 3 次。

（2）血脂康胶囊：主要成分为红曲。具有除湿祛痰、活血化瘀、健脾消食的功效，用于痰阻血瘀所致的高脂血症及脂肪肝。用法：每次 2 粒，每天 2 ~ 3 次。

（3）绞股蓝总苷片：主要成分为绞股蓝总苷。能够养心健脾、益气和血、除痰化瘀、降血脂，用于心脾气虚、痰阻血瘀证脂肪肝、高脂血症。用法：每次 2 ~ 3 片，每天 3 次。

（4）壳脂胶囊：由甲壳、制何首乌、茵陈、丹参、牛膝等组成。能够消化湿浊、活血散结、补益肝肾，用于非酒精性脂肪肝湿浊内蕴、气滞血瘀或兼有肝肾不足、郁热蕴结证。用法：每次 5 粒，每天 3 次。

（5）强肝胶囊：主要由茵陈、板蓝根、当归、白芍、丹参、郁金、黄芪、党参、泽泻、黄精等组成。功效为清热利湿、补脾养血、益气解郁，用于脾虚气滞、湿热内阻型脂肪肝、慢性肝炎、早期肝硬化等。用法：每次 5 粒，每天 2 次。

（6）水飞蓟宾胶囊：主要成分为水飞蓟。具有清利湿热、益肝退黄的功效，用于湿热内蕴型急、慢性肝炎，脂肪肝患者肝功能异常的恢复。用法：每次3粒，每天3次。

（7）护肝宁片：主要由垂盆草、虎杖、丹参、灵芝等组成。能够清热利湿、益肝化瘀、舒肝止痛、退黄、降低谷丙转氨酶，用于湿热蕴结证治疗。用法：每次4～5片，每天3次。

（8）安络化纤丸：由地黄、三七、水蛭、僵虫、地龙、白术、郁金、牛黄、瓦楞子、牡丹皮、大黄、生麦芽、鸡内金、水牛角浓缩粉等组成。能健脾养肝、凉血活血、软坚散结，对痰湿内蕴、气滞血瘀型的脂肪肝也有一定的疗效。用法：每次6g，每天2次。

（9）鳖甲煎丸：由鳖甲胶、阿胶、蜂房（炒）、鼠妇虫、土鳖虫、蜣螂、硝石（精制）、柴胡、黄芩、半夏（制）、党参、干姜、厚朴（姜制）、桂枝、白芍（炒）、射干、桃仁、牡丹皮、大黄、凌霄花、葶苈子、石韦、瞿麦等组成。能够活血化瘀、软坚散结，用于痰瘀互结证之肝硬化、脾大等胁下癥块的治疗。用法：每次3g，每天2～3次。

（10）消脂护肝胶囊：主要由泽泻、山楂、赤芍、决明子等组成。具有清肝祛痰、疏肝消脂的功效，主治痰湿、血瘀型脂肪肝、高脂血症、肥胖症等。用法：每次3粒，每天3次。

121 治疗脂肪肝湿气重的常用中成药有哪些?

肥胖常与"湿气重"有关,肥胖相关脂肪肝的湿气多在肝胆和脾胃,所以常用药物也都围绕清除肝胆和脾胃之"湿气"来组方。常用祛湿减肥的中成药有以下几种:

(1)健脾燥湿类:此类中成药大多以"香砂"开头命名,其内均含有木香和砂仁,促进湿气从大肠排出,对于舌苔厚腻,大便黏腻的人比较适合。但因组方不同,具体功效上略有区别。

1)香砂六君丸由木香、砂仁、党参、茯苓、白术、炙甘草、陈皮、半夏、生姜、大枣等组成,具有健脾益气的功效,主治脾虚气滞、消化不良、嗳气食少、脘腹胀满、大便溏泄。对于久病肥胖、脾胃虚弱的患者或有萎缩性胃炎的患者,可作长期保健药服用。不仅能改善临床症状,还有防治细胞癌变的作用。

2)香砂养胃丸由木香、砂仁、白术、陈皮、茯苓、半夏、香附、枳实、豆蔻、厚朴、藿香、甘草、生姜、大枣等组成,具有温中养胃的功效,主治不思饮食、呕吐酸水、胃脘满闷或隐痛、四肢倦怠。可作为肥胖相关脂肪肝、慢性浅表性胃炎及功能性消化不良患者的常用药。

3）香砂平胃丸由木香、砂仁、苍术、陈皮、厚朴、甘草等组成，具有燥湿健脾的功效，主治胃脘胀痛、不思饮食、舌苔厚腻等症。

4）香砂枳术丸由木香、砂仁、枳实、白术等组成，具有健脾导滞的功效，主治脾虚气滞、脘腹痞闷、食欲不振、大便溏软等症。尤其是腹型肥胖、餐后不消化、肚子发胀、嗳气者，服此药有助推胃肠蠕动的功效。

（2）清热利湿类：除了从大肠除湿，小便也是湿邪重要的出路。此类湿气多为湿热，中医叫作湿热下注，常见小便混浊或涩痛、下腹部坠胀不适、口舌生疮、舌红苔黄腻等表现。

1）龙胆泻肝丸由龙胆草、黄芩、栀子、泽泻、木通、车前子、当归、生地黄、柴胡、生甘草组成，具有清肝胆、利湿热的功效，主治肝胆湿热、头晕目赤、耳鸣耳聋、耳肿疼痛、胁痛口苦、尿赤涩痛、湿热带下。对于体质壮实或经常饮酒、容易上火、口苦口臭、舌苔厚腻者比较适合。

2）三妙丸由黄柏、苍术、牛膝组成，具有清热燥湿的功效。主治湿热并重，且以下焦湿热症状明显者为宜。比如肥胖相关脂肪肝伴有痛风者，膝关节、踝关节红肿疼痛者，小便异味、女子白带发黄等症。

122 调脂减重治疗脂肪肝的常用中成药有哪些?

研究表明,随着人体的衰老,代谢率会降低,更容易怕冷,人更容易发胖。所以能改善身体怕冷表现的药物大多有减肥的效果,明白了这一点,很多中成药都可以活用成"减肥药"。此类药物主要是温补脾肾类的中药。

(1)参苓白术丸:是一种性质平和,能治疗"脾气虚、湿气大"的药物,也是虚胖的人的常用药。由人参、白术、茯苓、山药、扁豆、砂仁、莲子、薏苡仁等组成,具有补气健脾、除湿止泻等功效,主治气短乏力、畏寒怕冷、肠鸣泄泻、面色萎黄、形体消瘦、不思饮食、舌质淡、苔白腻、脉虚缓等脾虚湿滞病症。参苓白术丸中大多药物都是温性的,可以健脾,能够提高人体代谢率,茯苓、白术等可以利湿,这样双管齐下,治疗脾虚湿重。如果无便秘,湿气明显的人可以日常服用一次,逐渐改善体质。

(2)附子理中丸:由附子(制)、党参、白术(炒)、干姜、甘草组成,具有温中健脾的功效,主治脘腹冷痛、呕吐泄泻、手足不温等脾胃虚寒证。该药比参苓白术丸的性质要热,而且这个热是有针对性的,针对的是胃肠,其典型的适应证是遇冷即泻,这类人肚子不能受凉,受凉后会出现肚子痛、泄泻，大便常年不成形，不敢吃冷饮、喝凉水，这种症状的本质是虚寒。遇冷则泻是虚寒，肥胖、肚子大也是虚寒，就是因为肚子太寒，为了保证内脏器官的功能，身体只能增厚腹部的脂肪，以此来消极地保温。附子理中丸针对的就是其中的虚寒，这种别人吃了会便秘、长口疮的药，可能让他们的大便成形，而且随着大便的改善，肥胖也会减轻，因为性质"很热"的药帮他们"蒸发"了多余的水分。本药不宜长期服用，大便成形后换为参苓白术丸维持，参苓白术丸性质平和，不容易上火。

（3）金匮肾气丸：由熟地黄、山茱萸、山药、泽泻、牡丹皮、茯苓、桂枝、附子等组成，具有温补肾阳、化气行水的功效。主要用于水肿、腰膝酸软、小便不利、畏寒肢冷等肾阳亏虚病症的治疗，是中医补肾抗衰老的基础方，典型适应证是腰腿怕冷，这也是肾虚的标志性表现。有的人甚至到夏天都要穿秋裤，这是因为代谢率低所致。代谢率低，人也会发胖，这种胖更是典型的虚胖，他们既肥胖，又怕冷。金匮肾气丸性质很热，服用时如果出现了大便干、长口疮、嗓子疼等上火症状，就要停药或减量。但是肾阳虚的改善是需要时间的，为了避免这些症状影响继续治疗，可以先服六味地黄丸，虽然六味地黄丸是补阴的，但补阴是补阳的基础，金匮肾气丸是在六味地黄丸的基础上，加了两味补肾阳的药，所以六味地黄丸可以看作是金匮肾气丸的"初级版"。先服用六味地黄丸，不仅可以给身体一个适应的过程，而且充足的补阴之后，补阳的效果会更好。六味地黄丸服用后不上火，改为金匮肾气丸或者肾气丸，或者六味地黄丸与金匮肾气丸或肾气丸间隔吃，这样更利于将提高代谢率的治疗进行下去。

123 什么是脂肪肝的轻断食中医调养治疗？

脂肪肝的轻断食中医调养治疗包括两个方面：一是间歇断食，是在一定时间内自愿地、有意识地进行轻断食（不摄入固体食物，仅饮用中药及足量的水或果蔬汁），配合适量运动，使身体利用储备的能量物质支持生命运行的一种自然疗法。治疗过程分为缓冲期、断食期和饮食恢复期，主要由住院断食疗法（5 ~ 7 d）和院外周末断食（1 ~ 2 d）组成。二是中医调养，即在整个治疗过程中配合中医中药治疗，并根据是否断食调整用药。这是一种科学、有效治疗脂肪肝、肥胖／超重等代谢性疾病的疗法。

轻断食中医调养疗法与"辟谷"有类似之处，但并不完全相同。从含义来讲，"辟谷"又称"却谷""断谷""绝谷""休粮"等，最早是道家修炼的一种方法，指的是只喝水不进食物，配合调"气"放松身心，达到排出毒素、培充正气、开发人体潜能目的的一种养生方法。轻断食中医调养疗法是包含"科学断食、中药内服、中医外治、膳食指导、运动训练、科普宣教"等六大元素的综合管理措施，其中"科学断食"除传统"辟谷"外还包含其他内容，更加科学、完善、舒适、有效。从受众群体来讲，"辟谷"的参与者主要为辟谷爱好者，而轻断食中医调养疗法主要适合肥胖、脂肪肝，以及糖尿病、高脂血症、高尿酸血症等患者应用。

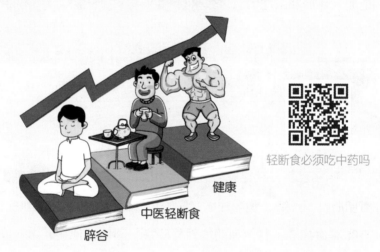

轻断食必须吃中药吗

健康

中医轻断食

辟谷

124 为什么脂肪肝患者要进行轻断食中医调养治疗？

俗话说"病从口入"，脂肪肝更是"吃"出来的病，吃得过多过饱或者过于油腻、热量过高，或者营养不均衡，是该病的常见原因。所以要想治疗脂肪肝，就要从"吃"这个源头抓起，才能起到"治病根"的效果。实行轻断食，就是从源头上解决脂肪肝患者营养过剩的问题，在轻断食同时予以中药代餐，可以一举三得：一是消除断食期间的饥饿感，达到轻松减肥保肝的目的。二是通过健脾化湿等调理增加减重保肝的效果。三是改善脂肪肝患者肠道菌群失调的状态。在断食后加以中药调养，实现个体化治疗，绝大多数患者都能起到保肝和减肥的双重效果。

125 轻断食中医调养治疗有哪些注意事项？

轻断食中医调养治疗有以下几个注意事项。

（1）把握好适应证：轻断食中医调养治疗的适应证主要有脂肪肝、肥胖、2 型糖尿病、高血压、高脂血症、高尿酸血症、高黏滞血症等，其他如功能性胃肠病、顽固性便秘、多囊卵巢综合征、成人睡眠呼吸暂停综合征等疾病的成年人也适合轻断食中医调养治疗。

（2）适应人群：18 ～ 65 岁的成年人，女性患者应避开月经期、孕期、哺乳期等特殊时期。

（3）禁忌证：包括结核、肿瘤、癫痫、严重心脏病、肾功能不全、厌食症、营养不良等疾病。

（4）轻断食期间注意要点：不要进食任何固体食物，包括咀嚼口香糖或其他食物；禁止吸烟、饮酒、喝咖啡及饮浓茶等行为；避免开车、手术及攀爬等需精力高度集中的事宜；保证足够运动量和休息，避免嘈杂的环境。如正在服用非甾体抗炎药、皮质激素、降压药、降糖药、避孕药、抗凝药、精神药品(尤其安定类)、抗惊厥药等，轻断食期间需要酌情停用或减量应用。

126 什么是中医外治疗法?

中医外治疗法是指除口服药物以外施于体表或从体外进行治疗的方法。可分为两大类：药物外治法、非药物外治法。药物外治法是指中药封包、中药穴位贴敷、中药溻渍等将中药应用于体表的外治方法。非药物外治法一般包括针刺疗法、灸治疗法、推拿疗法、刮痧疗法、运动疗法、气功疗法、心理疗法、音乐疗法、康复疗法等。中医外治方法治疗范围遍及内科、外科、妇科、儿科、骨伤科、皮肤科、五官科、肛肠科等，与内治方法相比，中医外治疗法具有"殊途同归、异曲同工"之妙。中医外治疗法历史悠久，疗效独特、作用迅速，具有简、便、廉、验之特点。

治疗脂肪肝的常用中医外治法有穴位埋线、铜砭刮痧、电针疗法、针刺疗法、中药离子导入、拔罐疗法、中药封包、中药穴位贴敷疗法等。根据脂肪肝患者各自不同的特点，选用不同的外治疗法。例如，腹部肥胖者，可选择针灸疗法、穴位埋线疗法等，以通络化痰，着重缩小腰围；对于颈肩、肢体酸痛不适，腰膝困乏，唇暗舌紫者，可采用铜砭刮痧、穴位贴敷等疗法，以活血化瘀、舒筋活络；对于体胖肢冷、便溏、宫寒者，可采用中药封包治疗及灸疗等，以温阳健脾、化湿补肾。

127 穴位埋线疗法是如何治疗脂肪肝的?

穴位埋线疗法是在针灸经络理论的指导下，将可吸收的外科缝合线埋植于相应的穴位内，线体在体内软化、分解、液化和吸收对穴位产生长时间的物理、化学刺激，达到

穴位埋线对脂肪肝有多大作用

一种缓慢、柔和、持久、良性的"长效针感效应"。现在的穴位埋线操作简单、快速、方便，几乎不出血，无明显疼痛。穴位埋线疗法基本是安全的，主要体现在两方面：一是材料安全。现在应用的高分子聚合线不含有任何动物源性成分和加工杂质，最终代谢产物以水和二氧化碳的形式排出体外，极少产生过敏和排异反应。二是操作过程安全。穴位埋线疗法由专业人员严格执行无菌操作，做到一穴一针一消毒，可

有效避免感染、出血等风险。

穴位埋线疗法治疗脂肪肝具有"五大效应"：一是埋线过程及针刺得气后发挥"针刺效应"。二是埋线过程或出针后针眼可能会有少量的出血，发挥"刺血效应"，可以改善局部微循环。三是线体在体内对穴位的刺激长达 20 d 左右，发挥"留针效应"。四是通过这种良性刺激不断地修复和调整机体功能，发挥"治疗效应"。五是线体在穴位内刺激经络和穴位，调整机体的寒热虚实，发挥扶正祛邪、调整阴阳的"调理效应"。

穴位埋线疗法治疗脂肪肝还有"六大优势"：一是疗效确切。大量研究资料表明，穴位埋线疗法能有效改善脂肪肝患者腹胀、消化不良、容易饥饿或不知饥饿、大便稀溏或便秘等症状，还具有保肝降脂、减肥等多重疗效。二是疗效持久。达到"深纳而久留之"的效果。治疗 1 次疗效可以维持 10 ~ 20 d 的时间，相当于针刺 10 次或者数十次，时效性更持久，避免了每天诊治的麻烦和痛苦，减少了就诊次数。而且脂肪肝病程比较长，治疗时间也相对比较长。穴位埋线一般 2 ~ 3 周 1 次，3 ~ 4 次 1 个疗程，一般 3 ~ 5 个疗程可见明显效果。穴位埋线不但可以巩固疗效，也省时、省事，非常适合肥胖症、脂肪肝等慢性病调理，尤其适合现代社会生活节奏快，工作、学习繁忙的上班族、上学族。三是选穴更少。与单纯针刺治疗相比，穴位埋线治疗脂肪肝每次用穴更少，选择具有保肝、减肥等作用的特效穴、敏感穴，一般以腹部、背部或四肢的穴位为主，分成 2 ~ 3 组，每次用 4 ~ 6 个穴位，交替使用。四是疼痛轻微。穴位埋线只有轻微的疼痛，和针刺的感觉差不多，对于脂肪肝患者，因为其体质肥胖的居多，皮下脂肪组织较厚，痛感更轻微。五是局部减肥。穴位埋线可以用于所有类型的脂肪肝，尤其对腹部肥胖、下肢肥胖的脂肪肝患者，在局部减肥方面优势更加明显。六是适用性广。随着埋线所用线体的改革和优化，穴位埋线对于老年人都可以应用。

穴位埋线需注意以下事项：埋线后尽量 24 h 不沾水，不要洗澡、游泳。埋线后局部出现酸、麻、胀、痛的感觉是正常的，是刺激穴位后针感得气的反应，不用紧张。埋线后避风寒，以清淡饮食为主，忌烟酒、海鲜及辛辣刺激性食物 1 周。皮肤局部有感染或溃疡时不宜埋线。应避开女性月经期、孕期等特殊的生理期。过敏体质、瘢痕体质及有出血倾向者慎用该疗法。

128 铜砭刮痧疗法是如何治疗脂肪肝的？

铜砭刮痧疗法是指用黄铜刮痧板蘸上刮痧油、润滑剂等介质，通过徐而和的手法，在体表一定部位进行刮拭，调动人体阳气治疗疾病的一种方法。因为铜离子频率与人体气血最易产生共鸣，与其他刮痧板相比，黄铜材质的刮痧板在刮痧过程中能与人体达到更好的共振频率；出痧更快，疼痛感更弱；刮拭时升温最快，更有利于疏通经脉里的瘀结。在旋转磨痧的过程中，铜砭刮痧穿透力更强。

脂肪肝是因气滞、血瘀、痰浊痹阻、肝络不通而成。铜砭刮痧以"通论"和"肝胆论"相结合治疗脂肪肝。治疗原则是以通为补、以通为泻、以通为治、以通为健，行气通络，化痰祛瘀，调和脏腑。

铜砭刮痧疗法治疗脂肪肝有以下注意事项：操作前应了解病情，特别注意心肺功能差的患者，手法一定要柔和；空腹及饱食后不宜刮痧；刮痧前后 2 h 不能饮酒；刮痧后 6 h 内不宜洗澡；出痧比较多者可以禁食 24 h；4 d 内禁艾灸。妊娠期、哺乳期不可实施。

129 艾灸可以治疗脂肪肝吗？

艾灸是用艾叶制成的艾条、艾炷，其产生的艾热刺激人体穴位或特定部位，通过激发经气的活动来调整人体紊乱的生理生化功能，从而达到防病治病目的的一种治疗方法。脂肪肝的病机为本虚标实，一般脾虚为本，或可兼肾虚，因此艾灸可以选取足阳明胃经的足三里、足太阴,脾经的阴陵泉,以及任脉的关元、气海,足太阳膀胱经的肾俞、肝俞、脾俞等进行灸治,可起到健脾祛湿、化痰祛浊的功效,患者脾健运了,痰湿少了,相应的病因病机就发生了变化,疾病随之好转。

艾灸可以防治脾肾阳虚、痰浊内阻型和瘀血阻络型的脂肪肝,艾灸具有温阳化湿、活血化瘀的功效,针对湿、浊、瘀的脂肪肝患者配合艾灸一些健脾祛湿的经络和穴位,可以起到治疗疾病的效果。

130 中药荷叶封包疗法是如何治疗脂肪肝的?

中药荷叶封包疗法是指将中药研粉调糊,以荷叶覆盖于局部治疗疾病的方法,属中药外治法。中医认为,荷叶味苦性平,归肝、脾、胃经,具有清热解暑、升发清阳、散瘀止血的功效,《本草纲目》记载:"荷叶生发元气,裨助脾胃,涩精浊,散瘀血,消肿痛。"荷叶的优点有:①透气性好、面积大、柔韧度高、不易破;②保湿性好,药物不易挥发;③采集方便,易于保存。

中药荷叶封包疗法既可发挥中药复方制剂局部透皮的治疗作用,又可起到荷叶本身健脾利湿、活血化瘀、通经活络、消肿止痛之功效。通过局部刺激与整体调节两条途径发挥治疗作用，达到治疗脂肪肝的目的。而且该法给药简单、易于操作、毒副作用小、无痛苦，是一种患者易于接受的非药物治疗方法。

131 中药穴位贴敷疗法是如何治疗脂肪肝的?

中药穴位贴敷疗法是一种将中药研粉或调糊贴敷于特定穴位来治病的中医外治疗法。中医认为:"经络所及,主治所及,穴位所在,主治所在。"意思是说,在病变部位的穴位施治,能够治疗该部位的病证;在脏腑经络的穴位施治,能够治疗该脏腑的病证。因此,在相应穴位实施穴位贴敷治疗,一方面可通过药物的透皮吸收发挥疗效;另一方面也可通过药物刺激穴位和经络,促进脏腑功能达到平衡。因此,中药与所选取之穴位相结合,可起到疏通经络、温经散寒、缓解疼痛等多种作用。现代研究发现,中药穴位贴敷可利用热力作用和药理作用刺激患者经络,吸收患者体内生物波,与患者体内生物波产生共振效应,从而促使细胞生物活性被激活,使血管扩张,有利于改善相应器官的血液循环。

脂肪肝患者常表现为右胁不适、胸闷、腹胀、腹痛、大便黏腻等症状,中医认为这是肝胆脾胃功能失调、清气不升、浊气不降、痰湿阻滞经络的表现，要疏肝健脾、升清降浊、化痰通络，调理脏腑功能才行。此时在肝脏局部体表或肝脏经络选取相应穴位进行中药贴敷治疗，就可起到疏肝理气、活血通络、改善肝脏血液循环、保肝抗炎等作用。治疗脂肪肝常用穴位有两侧胸胁部的期门、章门、日月等肝胆经的穴位，选取这些穴位进行中药贴敷可治疗脂肪肝患者肝区或两胁痞闷、隐痛或胀痛不适等症状。另外还可以选取腹部的神阙、中脘、天枢、鸠尾、膻中、气海等穴。

132 泡足治疗脂肪肝的常用中药有哪些？

脂肪肝可根据症状、体质不同选用不同的中药泡足：①体形肥胖、湿气明显者，用桂枝 12 g、茯苓 30 g、苏叶 10 g。②下肢酸困、关节酸痛者，用独活 15 g、威灵仙 30 g、牛膝 30 g、木瓜 15 g。③手脚冰凉者，用艾叶 30 g、红花 20 g、肉桂 10 g、花椒 30 g、干姜 10 g。④血压偏高者，用冬桑叶 50 g、茺蔚子 30 g、桑枝 30 g。⑤失眠者，用吴茱萸 40 g、米醋（白醋）适量（50~100 g）。⑥足跟痛者，用五加皮 30 g、川芎 50 g、红花 20 g、威灵仙 30 g。⑦合并风寒感冒者，用荆芥 10 g、防风 10 g、苏叶 10 g、葱白 5 段、生姜 5 片。

以上中药泡足方的使用方法是：将中药加水 1000 mL 浸泡半小时，大火煮开后，小火煮 15 min，煮好后将中药汁倒入足浴盆中加适量热水进行泡足。

中药泡足有以下注意事项：

（1）根据体质精选中药。不同的中药泡足，起到的效果是不一样的，应根据体质、症状选择中药。

（2）泡足的时间。一般建议晚上睡前（21 时左右）泡足，此时是肾经气血比较衰弱的时辰，此时泡足，身体热量增加后，体内血管会扩张，有利于增加体内血液循环，能更好地发挥疗效。上班族早上泡足精力充沛。早上泡足方法很简单，水温控制在 40 ℃左右，以舒适不烫脚为宜，浸泡 5~10 min。双手食指、中指、无名指三指按摩双脚涌泉穴各 1 min 左右，再按摩双脚脚趾间隙半分钟左右。

（3）泡足时长。泡足最佳时长以 30 ～ 45 min 为宜，每天或隔天泡 1 次即可。

（4）泡足最佳水温。泡足的水温一般维持在 38 ～ 43℃为宜。足浴时水深通常要淹过踝部，且要来回搓动。

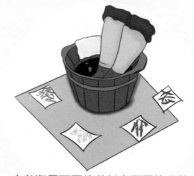

中药泡足不同的药材有不同的功效

133 脂肪肝患者如何选择合适的中医特色治疗方案?

因具体病情不同,脂肪肝患者中医特色治疗也是有所选择的。一是根据先天体质,如身体虚、手足冷的阳虚质者,可选择灸法、泡足等温阳通络;心烦易怒、肝气郁滞的气郁质者,可采用针刺、埋线等疗法疏肝解郁。二是根据自觉症状,如肝区疼痛不适、消化不良者,可采用针刺、穴位贴敷、中药封包等通络止痛、健脾和胃;对于腹部肥胖、多食易饥者,可采用穴位埋线、针灸治疗减肥降脂,清胃泻火。三是根据中医证候,如右胁刺痛、舌暗脉涩的血瘀证,可用铜砭刮痧疗法、中药封包等活血化瘀;对于烦躁不安、腹胀肠鸣、大便稀溏之肝郁脾虚证,可用穴位贴敷、中药泡足等方法治疗。四是根据个人生活工作情况,如上班族、上学族,可选穴位埋线、刮痧治疗、中药泡足等,以不影响日常工作学习为主;而住院调理的脂肪肝患者,可应用中药封包、针灸等多种疗法。

134 脂肪肝治好会复发吗?

作为一种慢性疾病,脂肪肝和糖尿病、高血压等疾病一样,具有"进展慢、好转慢、易复发"的特点。从脂肪肝至脂肪性肝炎,往往需要 3~5 年时间;再发展到脂肪肝相关肝硬化,又需数年时间,进展较慢。所以要治好脂肪肝,也要"长期抗战"才行。一般脂肪肝治疗半年为 1 个疗程,有些患者甚至需要 2~3 个疗程。具体视个人减肥、控制饮食的情况而定。一般来讲,注意加强体育锻炼和饮食调整的人好得快,而且不易复发。而减重效果不佳的、不能很好"管住嘴"的人,就不易治好,或者虽经药物等手段治疗好转了,但很容易复发。因此一定要养成良好的饮食习惯,饮食应坚持以低糖、低盐、低脂肪、高蛋白、高维生素为原则,忌饮酒,忌高脂肪、高胆固醇、油炸煎烤等食物。一日三餐定时定量,早餐要吃饱,中餐要吃好,晚餐大半饱。避免过量摄入零食(特别是甜食)、吃夜宵等不良习惯。另外运动也很重要,坚持运动,有助于减轻体重、控制血糖、降低血脂和血压,促进肝内脂肪消退。有健康的饮食习惯和良好的运动习惯再加上医生指导性的治疗,相信脂肪肝治好后不易复发。

135 少年儿童脂肪肝怎么治疗？

少年儿童脂肪肝一般不主张用药物治疗，而主张以饮食疗法和运动疗法为主的综合治疗，使体脂减少，同时不影响少年儿童身体健康及生长发育。治疗措施包括两方面：一是"管住嘴"的饮食疗法——减少产热能食物摄入；二是"迈开腿"的运动疗法——增加机体对热能的消耗。

（1）饮食疗法的原则包括：①进食低糖、低脂肪、高蛋白、高微量营养素的食物。日常适宜吃的食物有新鲜蔬菜和水果、鱼、虾、牛肉、禽类、动物肝脏、蛋、奶、豆制品，喝白开水、不添加糖的鲜果蔬汁。建议少吃的食物有糖果、冷饮、甜点、膨化食品、西式快餐、肥肉、黄油、油炸食品、各种含糖饮料等。②避免不吃早餐或晚餐过饱。③不吃夜宵。④不吃零食。⑤减慢进食速度。⑥不要经常用食物对儿童进行奖励。⑦建立平衡膳食、健康饮食习惯，营造良好的家庭氛围。例如，固定家庭吃饭的地点和时间，使用小盘子、小碗进餐，避免不必要的甜食或油腻的食物、饮料，搬走儿童卧室中的电视机，限制其看电视和玩游戏的时间，等等。

（2）运动疗法的原则包括：①鼓励和选择孩子喜欢和易于坚持的运动，如晨间跑步、散步、做操等；每天坚持至少运动 30 min；活动量以运动后轻松愉快、不感到疲劳为原则。
②饭后不要立刻坐下来看电视，提倡参加家务和散步。③ 尽
可能养成以下运动习惯：每天至少做 1 次户外活动、打扫房间；
每 2 天至少做 1 次球类运动、慢跑、做体操、滑轮滑、跳绳、
练舞蹈、练武术；每 3 天至少做 1 次肌肉力量训练，如推举
重物、体操专项（单双杠、俯卧撑等）；每周至少做 1 次游泳、
划船或爬山等运动。每天看电视、玩电子游戏、使用电脑时
间尽量不超过 2 h，以便安排更多的时间从事户外运动，做到
劳逸结合。

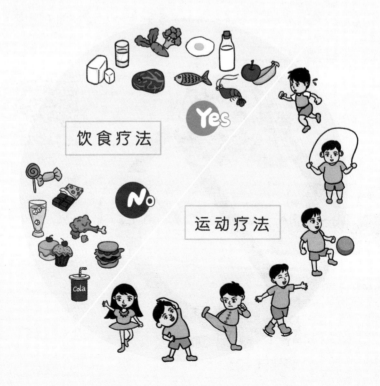

136 脂肪肝治疗有哪些常见误区?

（1）只吃素就不得脂肪肝。好多人认为既然吃肉类、糖类容易得脂肪肝，那干脆今后完全吃素算了！其实不然，如果人体不摄入胆固醇相关成分，肝脏同样也能合成胆固醇。而且，"全吃素食，不食荤腥"还有可能造成营养不良性脂肪肝。

（2）不吃肥肉就不得脂肪肝。实际上不仅动物油（肥肉）

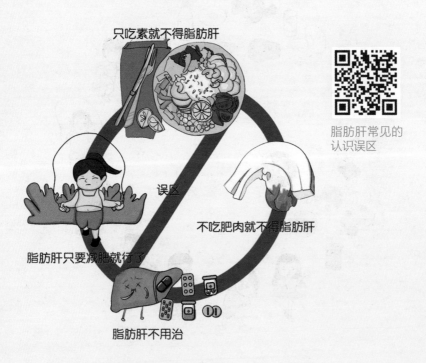

脂肪肝常见的
认识误区

和植物油会转化为体内脂肪，而且食物和淀粉在肝内也可通过一系列的生化反应，转化为脂肪。当这些物质过剩，超过代谢的需要，就会变成脂肪在体内储存，形成脂肪肝。

（3）脂肪肝不用治。很多人体检发现脂肪肝，想当然地认为这是一种亚健康状态，不是病，既不重视，也不治疗。实际上脂肪肝是一种疾病，而且还是目前体检发现转氨酶升高的第一大原因，如果放任不治疗，日久也会发展至肝硬化，甚至肝癌，危及生命。

（4）脂肪肝只要减肥就行了。脂肪肝不仅是指肝内脂肪沉积过多，还可能伴有肝脏的炎症和纤维化，炎症和纤维化是不能通过减肥自愈的，必须通过药物治疗才能得到缓解或治愈。

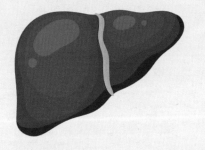

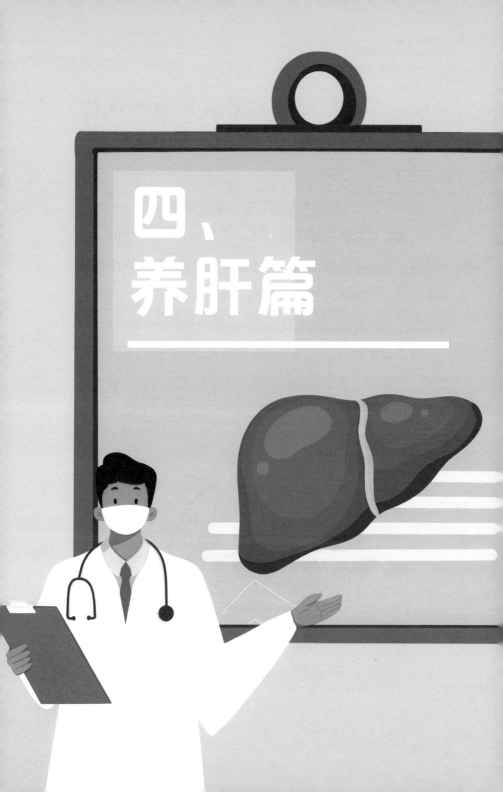

四、
养肝篇

137 脂肪肝患者多久复查一次比较合适?

脂肪肝患者复查频率根据其复查项目有所区别。

一般建议脂肪肝患者每周甚至每天(正在减重期间)监测体重;每 1~3 个月测量腰围、臀围、血压;每 3~6 个月检测血常规、肝功能、血脂、血糖、血尿酸、超敏 C 反应蛋白、肝脏瞬时弹性检测、上腹部彩超、人体脂肪成分分析等。

如抽血化验肝功能肝酶反复升高考虑存在脂肪性肝炎的患者;或尿酸、血脂等指标异常,正在接受治疗的患者,建议每 2~4 周复查 1 次,以了解病情变化和评估治疗效果。必

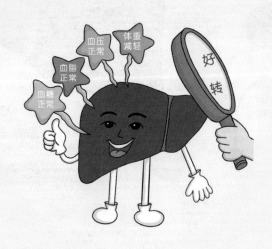

要时酌情进行肝活体组织检查。空腹血糖 ≥ 6.1 mmol/L 且无糖尿病史的脂肪肝患者，应做糖耐量试验、空腹胰岛素和糖化血红蛋白检测，判断有无胰岛素抵抗、糖耐量异常和糖尿病。

另外，还要根据患者实际情况，定期筛查结直肠癌等恶性肿瘤，并明确有无代谢综合征和心、脑、肾等并发症，酌情进行心电图、颈动脉超声、肾功能等检查。

138 脂肪肝患者如何进行个性化养肝？

脂肪肝患者应该从以下几方面进行个性化养肝。

（1）改变自我意识：首先应意识到自己之前哪些行为习惯是不好的，哪些行为习惯是促使脂肪肝形成的因素。其次，应意识到哪些是好的行为习惯，哪些是有利于脂肪肝减轻的行为习惯，哪些是可预防脂肪肝的行为习惯。最后，应有意识地去用实际行动保持良好的行为习惯。

（2）科学合理的饮食：调整膳食结构，坚持以植物性食物为主、动物性食物为辅，能量来源以馒头、米饭等碳水化合物为主的传统方案，以防止"高能量、高脂肪、高蛋白质、低纤维素"膳食结构的缺陷，从而防止热量过剩，预防肥胖、糖尿病、高脂血症及其相关疾病合并脂肪肝的发生。

（3）纠正不良饮食习惯及戒酒：一日三餐定时定量，避免过量摄食、进零食（特别是甜食）、吃夜宵等不良习惯，以免扰乱代谢功能，诱发肥胖、糖尿病和脂肪肝。对常年嗜酒者来说，彻底戒酒是预防酒精性肝病的唯一有效方法。

（4）中等运动量的体育锻炼：人体对于多余热量的利用，除了转化为脂肪储存外，主要通过体力活动消耗掉。在肥胖症的形成原因中，活动过少比摄食过多更为重要。因此，为了健康的需要，应根据自身情况，坚持参加中等运动量的锻炼，并持之以恒。避免养成久坐少动的习惯。

（5）慎重选择用药，防止药物性肝病：药物均具有两重性，有治疗疾病的一面，也有产生不良反应的有害一面，正所谓"是药三分毒"。肝脏是药物代谢的主要场所，用药

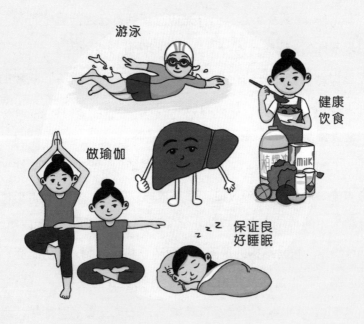

不当极易产生药物性肝病。故应严格掌握用药指征，合理调整药物剂量和疗程，避免长期应用四环素、糖皮质激素、合成雌激素及某些降血压药物，以防药物性脂肪肝。

（6）定期健康检查，有效控制病情发展：对于有肥胖症、糖尿病、高脂血症和脂肪肝家族史的个体，应有自我保健意识，定期查体，以尽早发现肥胖症、糖尿病等疾病，从而及时采取相关措施，阻止病情发展。

总之，当前应针对脂肪肝高发的病因及诱因，开展以预防为主的人群防治工作，增强群众自我保健意识，做到全民预防，未病先防，已病早治，以有效控制肥胖症、糖尿病等疾病及其相关疾病脂肪肝的流行。

139 脂肪肝患者养肝要点有哪些?

第一，纠正不良生活方式。如低脂低糖低盐饮食，避免暴饮暴食，养成规律进餐习惯；保证充足蛋白质的摄入，多吃富含维生素、纤维素的食物；戒除抽烟、饮酒等不良嗜好；避免滥用损肝药物及过度服用保健品等；尽量少静多动，养成日常运动锻炼的习惯。总之是让肝脏和自己一起"减肥"。

第二，树立战胜疾病的信心。大多数脂肪肝患者的病情都是可以控制或治愈的，在长期治疗过程中，不要因为一时病情反复就失去了继续治疗的信心，要相信自己，相信科学，保持阳光、豁达的心态，避免负面情绪对脂肪肝造成的不良影响。

第三，脂肪肝好转的过程，也是挑战自我的过程。了解、掌握脂肪肝养生的科普常识，打消"省事、省力、躺着瘦、依赖药物"等"走捷径、治好病"的误区。

第四，日常关注肥胖相关指标变化，确保体重及腰围等逐渐下降至正常范围，并长期保持下去，尽量防止体重及腰围反弹。注意既不能减重过快过度（一般减轻 10% 的体重就可以使脂肪肝引起的转氨酶增高恢复正常），也不能任由肥胖发展，造成脂肪肝进展。

140 为什么说不吃早餐易患脂肪肝？

很多上班族、上学族（尤其是住校的学生）都不吃早餐。事实上，长期不吃早餐对身体危害多，更易患上或加重脂肪肝。原因包括以下几方面：①易形成肥胖。不吃早餐会增加人体对高糖、高脂肪、高热量食物的渴求，饥饿感非常强烈，容易在午餐或晚餐出现暴饮暴食，导致摄入的能量过多，出现肥胖，诱发脂肪肝。②容易增加糖尿病，特别是 2 型糖尿病的风险，诱发高脂血症，导致脂肪肝。③易患胆囊、胃部疾病。经常不吃早餐的人容易患胆囊息肉、慢性胆囊炎、胆道结石等疾病。调查发现，经常不吃早餐的人，更易患胆结石。原因是不吃早餐，积存一夜的胆汁在没有食物刺激的作用下，没有排入肠道内，而是在胆囊中浓缩储存，浓缩的胆汁可能会析出结晶，引起胆囊结石。结石如果由胆囊管到达胆道系统，可能就会引起胆总管结石。胆道疾病造成胆汁排泄障碍，加重脂肪肝。另外，经常不吃早餐导致上午胃酸分泌过多，会引起胃食管反流、胃炎、食管炎、消化不良等疾病，加重脂肪肝原有消化不良的症状。

141 脂肪肝患者如何合理分配一日三餐热量？

（1）早餐：早餐应注意就餐时间、营养量和主副食平衡搭配。起床后 30 min 吃早餐最为适宜，因为这时人的食欲最为旺盛。一般有脂肪肝的人，每日供给能量应为 20~25 kcal/kg，早餐的食量和热量一般占每天总食量和总热量的 30%，约 600 kcal 的热量。早餐应摄入 75 ~ 100 g 的主食，以满足必需的碳水化合物的摄入，还要摄入 100 g 蔬菜或水果补充纤维素，以及重要的维生素和矿物质，搭配上可以选择豆浆配馒头、小米粥配花卷、牛奶配全麦面包和鸡蛋，再加上水果及蔬菜等。

（2）午餐：午餐对一天中体力和脑力的补充起着承上启下的作用，也需充分考虑热量和搭配。午餐的食量和热量摄入应占全天总食量和总热量的 40%，约 750 kcal 的热量，主食约 120 g，宜选择淀粉含量高的谷类，如米饭、面条等。蛋白质方面应选用鸡肉、精瘦肉（牛肉）、豆制品、鱼、鸡蛋等优质蛋白，以及鱼肉类大约 70 g。

（3）晚餐：晚餐在 18~20 点进食最佳，这样睡觉前可以有足够的时间消化。原则上要吃得少，晚餐摄入的食量和热量应占全日总食量和总热量的 30%，约 600 kcal 的热量。晚餐应吃得少而精，选择高蛋白、低脂肪且易消化的食物，如鱼肉、豆制品等。此外，晚餐应摄入更多富含纤维素食物，如蔬菜，以促进脂肪或胆固醇的代谢，蔬菜的量可达 200 g；主食为 75~100 g，可以在主食中添加适量的粗粮，例如，玉米、

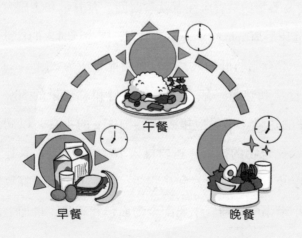

午餐

早餐　　　　　晚餐

紫米、高粱、燕麦、黄豆、赤豆、绿豆等。对于减重的脂肪肝患者来说，进一步减少晚餐主食量更为重要，但并不提倡不吃晚餐。

142 三大营养物质摄入比例如何掌握？

人体必需的三大营养物质：碳水化合物（糖类）、蛋白质和脂肪。

碳水化合物所提供的热量应占总热量的 50%~60%，成年人每天可进食碳水化合物 200~350 g。

蛋白质提供的热量一般占总热量的 10%~20%，动物蛋白和植物蛋白各占 50%。一个正常的成年人，每天每千克体重需要的蛋白质为 1.0~1.5 g，其中 1/3 以上应为优质蛋白。

脂肪提供的热量一般应小于总热量的 30%，成年人每天每千克体重所需脂肪 0.4~0.8 g，每天胆固醇摄入量应控制在 300 mg 以下（高胆固醇血症患者应不超过 150 mg）。

热量的单位为千卡或千焦，1 g 碳水化合物和 1 g 蛋白质的产热量都是 4 kcal，1 g 脂肪的产热量为 9 kcal。计算三大营养物质摄入量时，首先应计算蛋白质和脂肪的摄入热量，然后用碳水化合物补足总热量。在总热量固定的情况下，脂

肪肝患者应坚持高蛋白、低脂肪和适量碳水化合物饮食。总
热量一般按每天每千克体重 20~25 kcal 计算。

如何计算三大营养素的摄入

例如：男性，身高 175 cm，体重 85 kg。其标准体重为
70kg，每天推荐摄入总热量为 1 400~1 750 kcal。

每天蛋白质摄入量：以每千克体重 1.2 g 计算，需要摄入
84 g，提供热量 336 kcal。

每天脂肪摄入量：以每千克体重 0.6 g 计算，需要摄入
42 g，提供热量 378 kcal。

每天碳水化合物摄入量：每天推荐量减去蛋白质和脂
肪提供的热量为 686~1 036 kcal，折合成碳水化合物的量为
171.5~259 g。

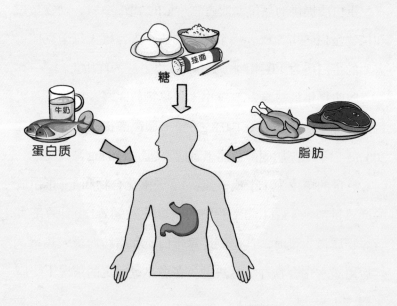

糖

蛋白质

脂肪

143 脂肪肝合并高脂血症患者如何调整饮食?

脂肪肝合并高脂血症患者调整饮食需注意以下三点:①限制胆固醇的摄入,如甜点、油炸食品、肥肉、动物内脏、蛋黄等。烹饪方式选择清蒸、水煮、清炒等。选择植物油,少吃或不吃动物油。限制总热量的摄入,控制体重。②多吃富含维生素 C 的食物:如新鲜蔬菜、水果。可以吃一些粗粮、豆类。多吃优质蛋白,如鸡蛋清、瘦肉、脱脂奶。③多吃一些含不饱和脂肪酸的食物,如三文鱼、沙丁鱼。多吃降脂的食物,如洋葱、大蒜、香菇等。

144 脂肪肝合并糖尿病患者饮食注意事项有哪些?

脂肪肝合并糖尿病患者饮食的注意事项有以下几点:

(1)控制饮食:含糖量较高的食物少吃,如可乐、蜂蜜、甜点等;含淀粉较高的食物也要少吃,如面食、大米等。

(2)三餐要定时定量:食量要保持平稳,这样可以更好地和降糖药匹配,不会出现血糖忽低忽高的情况。在血糖比较稳定的情况下,患者可以适量吃水果,补充身体所需维生素。

（3）选择高纤维膳食：可以多吃一些粗食，如玉米、燕麦、荞麦等，能够缓解食物的消化吸收，从而降低餐后血糖高峰。

145 为什么脂肪肝患者采取糖尿病饮食可以"一举三得"？

说起糖尿病饮食，可能大家都觉得是专属糖尿病患者的食谱，其实不然。如果把普通人的饮食看作"超大版、粗制版"，糖尿病饮食就相当于"微缩版、精细版"。

对于既有脂肪肝又有糖尿病的患者而言，建议日常进食糖尿病饮食。

（1）糖尿病饮食具体标准：①每天 200～450 g 主食（生），50 g 肉（生），30 g 鱼（生），500～1000 g 蔬菜（生），200 g 水果，食用油控制在 15～30 g，1 个鸡蛋，1 袋牛奶；②平均分配到一日三餐，按时进餐。

（2）饮食适宜：①高纤维食物；②含糖低的蔬菜；③含钙丰富的食物；④富含硒的食物；⑤富含 B 族维生素和维生素 C 的食物；⑥五谷杂粮等粗粮类食物。

宜吃食物举例：①藕，含有丰富的维生素和矿物质，属于降糖降脂、凉血清心的优质蔬菜，凉拌、炒食、蒸煮均可，藕粉冲服也是佳品。②芹菜，富含粗纤维、维生素和矿物质，具有明显的消脂降糖作用。③蒜苗，含有丰富的维生素和矿物质，具有明显的降血糖、降血脂，以及保护心血管的作用，此外可以抑制某些细菌的生长，有解毒作用，日常凉拌、炒食均可。④秋葵，含有大量的钙、磷、蛋白质，属于低脂肪、高营养、高蛋白、无胆固醇及低热量的食物，炝拌秋葵特别适合脂肪肝合并糖尿病的患者。⑤清蒸土豆丝，香糯可口，还具有降脂、降糖、护血管等众多功效的一款美食。

（3）饮食禁忌：①忌吃煎、炸食物及猪皮、鸡皮、鸭皮等含油脂高的食物。②忌吃胆固醇含量高的食物。③忌吃精制的含糖类食物。④忌吃淀粉含量高的食物。⑤忌吃过咸的食物。

忌吃食物举例：①肥甘厚味食物，此类食物含有丰富的脂肪，糖尿病属于代谢障碍疾病，摄入过多此类食物会导致病情加重，不利于疾病的恢复。建议以适当的瘦肉代替，以保证营养的摄入。②奶酪营养丰富，但是因为是浓缩食品，含糖量很高。所以，脂肪肝及糖尿病患者不建议服用。建议食用一些低糖低脂的乳制品，如脱脂牛奶、酸奶等代替。

现代人的饮食热量普遍偏高，无论是脂肪肝患者，还是健康人，如果能够参照糖尿病饮食规划一日三餐，就可以收到降糖、保肝、美容的效果，可谓"一举三得"。

（1）控制血糖，防止并发症：糖尿病饮食的最大特点是低糖、低热量，在配合适量运动的基础上，就能较好地控制血糖，防止或延缓高脂血症、高血压、冠心病等多种并发症。

（2）减肥保肝：长期坚持低热量饮食，荤素搭配，体重减轻，脂肪肝会减轻。

（3）美体美容：人瘦下来以后，自然可以"美体"。糖尿病饮食还有美容的作用。不难发现，肥胖的人脸上更易长痤疮、皮肤变粗糙，或者患湿疹、皮炎等皮肤病，原因在于高糖高脂饮食容易导致雄激素增加、皮肤胶原蛋白糖化，使人"油腻"。糖尿病饮食正好避免了上述因素，所以长期坚持下来会有美容作用。

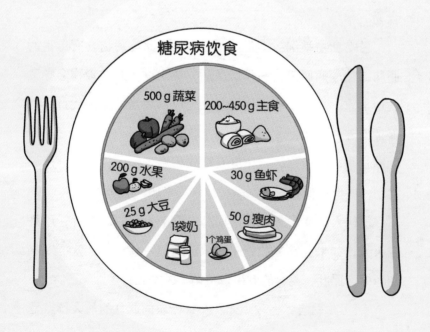

"地中海饮食"为什么也是脂肪肝患者的健康食谱?

希腊、西班牙和意大利南部等处于地中海沿岸的南欧各国，居民心脏病发病率很低，寿命普遍较长。调查分析表明，这与该地区的饮食有关，即以蔬菜水果、五谷杂粮、深海鱼、豆类和橄榄油为主，该饮食风格被称为"地中海饮食"。地中海饮食的特点是减少碳水化合物摄入量，特别是糖和精制碳水化合物，增加单不饱和脂肪酸和 ω-3 脂肪酸摄入量。强调红肉和甜品要少吃，少吃的概念理解为一个月吃 1~2 次，鸡肉、蛋、奶也只是适量吃，鱼肉可以经常吃，五谷杂粮是主食，需要控制量。强调多吃蔬菜、水果、鱼类、豆类、坚果类食物，其次才是谷类，并且烹饪时要用植物油（富含单不饱和脂肪酸）来代替动物油（含饱和脂肪酸），尤其提倡以橄榄油为主的饮食风格。

研究发现，采取地中海饮食后，即使体重无减轻也能减少肝脏脂肪，是推荐的脂肪肝膳食模式。原因有以下几点：

第一，地中海饮食的重要部分是大量的蔬菜、水果。蔬菜、水果提供维生素与纤维，在地中海饮食食谱中，番茄永远不会缺席。富含番茄素的番茄，不仅可以抑制胆固醇的氧化，更对胃癌、结肠癌、直肠癌等消化道癌症有抑制作用。

第二，在谷物的选择上，地中海饮食尽量使用小麦、大麦、燕麦、大米、稞麦、玉米等制作面条和面包，且不作为主食食用，仅做前菜和头盘，既获得了碳水化合物，也保证了不会摄入过多而发胖。

第三，在肉类的选择上，地中海饮食以海鲜代替红肉，烹饪方式也极为简单，尽量保证海鲜原有的风味。

第四，讲究"应季吃鲜"，无论是海鲜肉类，还是蔬菜水果，

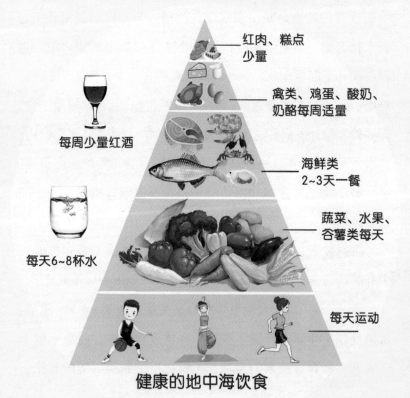

健康的地中海饮食

地中海饮食都追求跟随季节的变化改变食材，不"逆天而行"。当地居民信奉自然赐予的食物与其内在的周期，将吃"应季"当作与大自然沟通能量的一种方式。

如此看来，对于热衷每餐"大鱼大肉"、不吃馒头米饭就填不饱肚子的人来说，多摄入蔬菜水果，多吃五谷杂粮，减少红肉摄入，少吃多油多盐、深加工的食物，尽量选择应季食材，这样的日常饮食模式，完全可以"照搬"。

但是，地中海饮食对橄榄油的依赖、对红酒的追捧，或许并不适合每个人。

地中海饮食，不是某个菜式、某种烹饪技巧，它更像是一种健康概念，在追求"高纤维、高维生素、低脂、低热量"饮食结构的同时，也强调在摄入健康食物之外长期坚持体育锻炼。

147 多吃馒头少吃肉，为什么还得脂肪肝？

"我没敢吃肉啊，就是爱吃馒头、面条，为啥还得脂肪肝？"经常有肥胖相关脂肪肝的朋友选择说。很多人认为肥胖相关脂肪肝是吃肉太多造成的，一提到减肥就想到要"少吃肉"，可以多吃馒头等主食。其实，很多肥胖相关脂肪肝

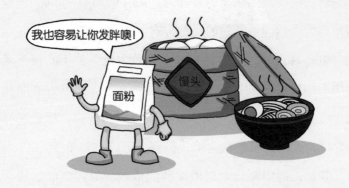

是吃馒头或米饭、面条等主食太多引起的，而不是吃肉引起的！是不是很震惊？原因在这里：一是米、面等粮食在胃内的排空时间短，很容易产生饥饿感，饿得快自然要频繁吃东西，导致食量过大，不利于减肥。二是馒头、面条等食物产生的能量比较高，消化此类食物本身消耗的能量却比较低，更多的能量会被身体吸收利用，一旦超标就更容易转化为脂肪，让人发胖。所以，科学合理地搭配适量肉食，反而有利于减肥治疗脂肪肝！

148 学会吃肉，也能减肥？

　　学会吃肉，真的可以减肥！我们可以从"胃排空、负能量、高蛋白"三个方面来看吃肉也能减肥的原因。

（1）肉食胃排空时间长，可减轻饥饿感。食物中三大营养物质是糖类、蛋白质和脂肪，按照胃的排空速度排序，糖类排空最快，其次是蛋白质，脂肪排空最慢。糖类主要来自粮食（米、面等），因为粮食是淀粉，淀粉分解后就是糖。蛋白质主要来自肉、蛋、奶及豆制品等，脂肪主要来自肉、油脂、坚果等。单纯素食更容易增加饥饿感，而肉食会减轻饥饿感，且富含蛋白质，所以有利于减肥。

（2）肉食属于"负能量食物"。所谓"负能量食物"，就是指消化肉类食物时身体要消耗更多的能量，与肉食本身提供的能量相比，可能身体得到的能量为负数，是理想的减肥食物。任何食物的消化吸收过程都需要能量的参与，食物进入人体后，先要咀嚼，之后要在消化道中将淀粉分解为单糖，将蛋白质分解为氨基酸，将甘油三酯分解为甘油一酯和脂肪酸等，这些都需要消耗能量，这个能量消耗就称为"食物热效应"。我们吃饭的时候会感到身体发热，甚至流汗，就是食物热效应的表现。人进食肉食之后，肉食产生能量的1/3被用来消化肉食了，而碳水化合物的热效应只有5%~6%，脂肪的热效应是4%~5%，混合食物热效应一般是10%。也就是说，食物中蛋白质比例大的热效应就大，而肉食富含蛋白质，热效应就大，甚至接近"负能量食物"。如果纯素食或者是以碳水化合物为主，如"清汤面"，因身体消化它的成本很低，食物的热量就完全吸收了。加了瘦肉片或者鸡蛋的汤面条不仅更耐饿，而且因为热效应高，身体消耗的热量并不比吃肉多，甚至还可能更低。从这个角度上说，想不发胖不是要禁吃肉食，只需将肉食减量，在全天的食物总量降低的前提下，保持荤素搭配的平衡，才能收到健康的减肥效果。

（3）肉食富含蛋白质，更符合人体营养需求。肉食的蛋白质含量高，而我们身体的最大部分是蛋白质，蛋白质是肌肉和骨骼的主要构成成分。如果把身体比作一栋大楼的话，蛋白质就是大楼的钢筋水泥，是身体的基础，因此，在任何时候，蛋白质都是身体营养的"刚需"。时下流行的减肥食谱如"生酮饮食""地中海饮食"，都是以蛋白质为主食的饮食结构。

当然，这里的肉食主要指瘦牛肉、鸡胸肉等高蛋白、低脂肪的肉类，如果食用高脂肪肉食是不利于减肥的。

149 怎样才能吃饱又不胖？

"医生，我稍微多吃点就发胖，吃少点又吃不饱，怎么办？"很多患者都有这样的困惑。那么，怎样吃能够既饱又不胖呢？别着急，我们有中药药膳，让你既吃得饱又不长胖。

药膳是中国传统的医学知识与烹调经验相结合的产物。

它"寓医于食"，既将药物作为食物，又将食物作为药用，药借食力，食助药威，二者相辅相成，相得益彰；既具有较高的营养价值，又可防病治病、保健强身、延年益寿。

现代药膳的发展是在总结古人经验的基础上，吸取现代科学理论的研究和应用成果，具备理论化、科学化的发展方向。其发展特点更具有多样化。

（1）总结应用前人的经验而不拘泥于前人。药膳以中医理论为指导，从中医的阴阳五行、脏腑理论、中药药性及配伍等理论为指导来配制用膳，长期以来，已形成了一套较为系统的理论体系。如遵循中药药性的归经理论，强调"酸入肝、苦入心、甘入脾、辛入肺、咸入肾"，提倡辨证用药，因人施膳，

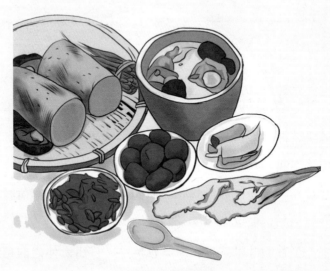

药膳减肥，美味可口

因时施膳。

（2）注重中药与饮食相结合。药膳除了具有鲜明的中医特色外，还具有食品的一般特点，强调色、香、味、形，注重营养价值，因此一份好的药膳，既要对人体的养生防病具有积极作用，对人体具有良好的营养作用，又要激起人们的食欲，让人觉得余味无穷。

（3）现代药膳的技术操作与特殊应用。由于药膳是一种特殊的食品，故在烹制方法上也有其特点，除了一般的食品烹制方法外，还要根据中药炮制理论来进行原料的处理。

150 这几款减肥药膳，你吃过吗？

（1）荷叶薏仁冬瓜粥：新鲜荷叶 40 g，薏苡仁 30 g，冬瓜 100 g，粳米 80 g，葱花、味精和食盐各适量。将新鲜荷叶清洗干净后撕成碎片，冬瓜去籽带皮洗净后切成小块，薏苡仁泡 30 min 后清洗干净。一起放在锅中，加入适当清水小火慢煮，等到煮熟后加入葱花、盐和味精调味即成。荷叶可活血通脉消脂，促进人体的新陈代谢，使体内多余的脂肪及时分解，富含的纤维素可刺激肠胃蠕动，排出人体内的毒素和废物，有很好的利尿、瘦身功效。冬瓜不含脂肪，热量不高，所含的丙醇二酸，可有效地抑制糖类转化为脂肪，能调和内分泌、清热除湿、减肥降脂。薏苡仁有健脾除湿、利尿消肿、减肥轻身、降低血脂及血糖的作用。此粥适用于食欲不振、体乏无力、肝区疼痛、肝大的肥胖相关脂肪肝患者。

（2）莱菔子山楂茶：莱菔子15g，山楂10g，茶叶6g。先将前二味放入砂锅中，加水800mL，武火煮沸，转文火再煮25min，滤汁冲入放置茶叶的保温杯中，盖闷5min左右，即可饮用，全天可冲泡数次当茶饮，每天一剂。莱菔子有消食除胀，降气行滞，降脂减肥的功效。山楂有消食健胃，行气散瘀，降脂降糖的作用。茶叶可显著提高体内代谢、运输脂肪的脂酶活性，促进脂肪分解代谢，健脾利胃，降脂助消化等。此茶适用于脂肪肝合并高脂血症、糖尿病的患者长期饮用。

（3）山楂陈皮饮：山楂50g，橘皮12g。先将二味放入砂锅中，加水800mL，武火煮沸，转文火再煮25min，去除滤渣，即可饮用，每天一剂。山楂有消食健胃、行气散瘀、降脂降糖的作用。陈皮有理气健脾、燥湿化痰的作用，对高脂饮食引起的动脉硬化有一定的预防作用。该茶饮适用于脂肪肝合并高脂血症、肥胖、糖尿病的患者长期饮用。

151 茯苓糕为什么适合脂肪肝患者食用?

　　茯苓糕,又名"复明糕",是闽南民间传统手工食品。脂肪肝患者建议每天 1 次,早餐食用。可健脾渗湿,宁心安神。尤其适合肥胖、脂肪肝、高血压气虚湿阻型患者食用。茯苓,是一种药食两用的中药材,具有利水渗湿,健脾宁心的功效。茯苓糕不仅可以减轻脂肪肝,还能缓解脂肪肝患者出现的体倦乏力、腹泻症状。另外,茯苓糕对于神经系统的功能也有一定的促进效果,能够缓解脂肪肝患者烦躁不安和失眠多梦等症状,可以帮助达到宁心安神的效果。配方:茯苓 50 g,面粉 450 g。制作方法:①把茯苓烘干,打成粉,与面粉混匀。②把茯苓、面粉混匀,加入发酵粉,用清水揉成面团发酵,发好后制成 5 cm^2 的糕状。③把茯苓糕上笼用武火蒸熟即成。

152 脾虚的脂肪肝患者为什么要多吃"山药饭"?

　　很多脾虚的脂肪肝患者都会问医生一个问题:平时生活中应该多吃点什么比较好? 医生往往都会推荐的食物是山药。

山药可以补脾养胃，现代药理研究显示，山药能够提高免疫力，降低血糖和血脂等。山药含有较多的膳食纤维，能够刺激胃肠内容物排空，也比较容易消化吸收，适合脾虚型的脂肪肝患者长期食用。

建议常食薏米山药粥，即山药、芡实、薏米各等量。先将食材洗净，覆盖上保鲜膜，浸泡一夜。然后连水带料一起放进打浆机，充分打碎成粉浆。最后，将食材倒入砂锅中，大火烧开转小火，边搅动边煮 10~15 min。

153 冬瓜真的能减肥吗？

冬瓜，又被称为"减肥瓜"，不含脂肪，有利于减少因热量摄入过剩堆积的体脂，对超重、肥胖的脂肪肝患者控制体重有利。现代药理研究表明，冬瓜中丰富的丙醇二酸成分可抑制糖类转化成为脂肪，从而防止人体内脂肪堆积，产生明显的减肥效果。此外，冬瓜含糖量、含钠量低，水分含量较高，对脂肪肝伴有肥胖、高血压、糖尿病、冠心病的患者非常有益。但因冬瓜性凉，脾胃虚寒者长期服用需慎重。

脂肪肝患者可适当食用冬瓜木耳汤，其能清凉生津、利尿消肿，促进肠道蠕动、促进排便，帮助减轻体重，适用于体质偏湿热的超重、肥胖类脂肪肝患者。

154. 脂肪肝患者要减肥，薏米生用还是炒用？

薏米，又称薏苡仁，是日常煲粥的膳食佳品，也是治疗脂肪肝的常用中药。因炮制方法不同又分为生薏苡仁、炒薏苡仁，功效各有所侧重。生薏苡仁具有健脾渗湿、清热利水的功效。当出现小便不利、脚气、风湿痹痛的时候可以用它。但是，需要注意的是，生薏苡仁的药性偏凉，不宜长期食用。炒薏苡仁是将薏苡仁放在炒制容器内，用文火加热后炒至微黄色，然后晾干后即是炒薏苡仁。经过炒制后的薏苡仁药性偏于平和，具有较好的健脾利湿作用。脂肪肝患者容易脾虚湿盛，出现头昏身重、四肢酸懒、舌苔厚腻等症状，这时候可以选择炒薏苡仁来健脾利湿。伴有肥胖的脂肪肝患者可直接用炒薏苡仁泡水喝，也可以服炒薏苡仁粉。

155 为何深加工食品更易使人发胖？

"深加工食品"是指把食品进行深一步的加工，含有氢化油、高果糖玉米糖浆、调味剂和乳化剂等成分的食品。火腿肠、蛋糕、面包、饼干、方便面、薯条、炸鸡……这些深加工食品不仅美味，而且吃起来很方便，在快节奏的现代生活中，给广大上班族提供了很大的便利。但是，深加工食品由于经过层层加工，很多营养物质被破坏或流失，导致营养价值很低。食物在深加工过程中，需要使用很多加工调味品，大部分还需要采用煎、炸、烤的烹饪方式使食品吃起来更美味。但是经过深加工后，食品的热量一般都比较高，常吃容易发胖。若这类深加工食品成为每日三餐的绝对主角，不仅身材会逐渐变胖，身体健康状况也会因此逐渐发生改变。

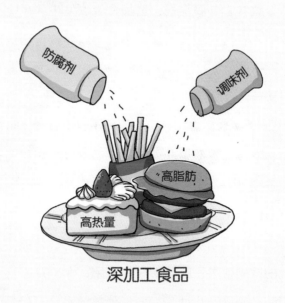

深加工食品

156 脂肪肝患者怎样做到健康饮水?

"多喝热水"可能是我们从小到大收到的频次最高的叮嘱，仿佛喝热水是万能的。但喝热水真的是万能的吗？热水到底该怎么喝呢？

（1）所谓热水，其实应该是温水。人体的正常体温在 36~37 ℃，内脏的温度会比体表温度稍高一些，所以 37 ℃左右的温水是最适宜的。温度过高的水，尤其是大于 65 ℃的热水容易导致食管黏膜损伤，增加食管癌发生的风险；而凉水或者冷饮，容易刺激胃肠道，不仅可以导致胃肠道痉挛，而且还让胃肠道担负起加热食物的额外工作，加重胃肠道负担，日久容易导致胃肠道功能不良。

（2）喝热水要有规划。饭前半小时少量饮水可以稀释胃酸，缓解空腹高胃酸引起的不适，还可以唤醒胃肠道，为接下来的进食做好准备；午睡后体液蒸发消耗水分，容易感到口渴，此时也适合适量喝热水；到了 13~14 点，身体已经有些疲惫，此时喝水不仅可以调整精神状态，还能促进代谢，有一定的减肥效果；睡前 1 h 饮用不超过 200 mL 温水，可以补充夜间经呼吸和皮肤表面蒸发消耗的水分，稀释夜间升高的血液黏稠度，对身体有益。

（3）喝水也不是越多越好。对于大部分人来说，可以参考《中国居民膳食指南（2022）》的建议：男性每天喝达到1 700 mL的水，女性则是达到1 500 mL。每天按照时间段分次饮用，每次饮水量100~200 mL为宜。发热、腹泻、参与高温作业、运动量大的人则需要适当增加饮水量；肾功能不全、心功能衰竭、胸腹水、水肿等疾病的患者则需要适当减少饮水量，避免影响病情。

（4）晨起一杯水不用太复杂。曾经晨起喝一杯蜂蜜水、淡盐水、柠檬水被推上神坛。其实淡盐水的配比很难把握，难以使其达到与人体体液平衡的0.9%的生理盐水浓度，过多地摄入盐反而有引发高血压的风险；柠檬水对于有胃病的人来说，会增加对胃黏膜的刺激，导致消化系统疾病的复发；蜂蜜水对于糖尿病患者来说有升高血糖的风险……所以，还是选择一杯普通的温水，没有额外的负担，少量频喝可以补充夜间流失的水分，唤醒机体的代谢。

所以说，多喝热水虽然不是万能的，但是喝对了对身体有益。喝热水不仅可以补充水分，从中医的角度来说，对于脾胃虚寒的人来说，喝热水还可以温煦中焦脾土之阳气，有利于脾胃对食物的运化吸收，从而产生营养精微，帮助气血循环。

"多喝热水"虽然不是万能的，但是关怀是万能的，所以请经常提醒亲朋好友"喝热水"，用你暖心的关怀给热水加点料，让热水发挥它真正的作用吧！

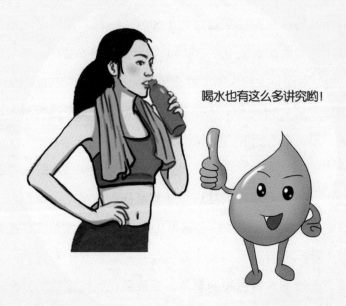

喝水也有这么多讲究哟！

157 只要减肥成功，脂肪肝就可以自愈吗？

　　减肥成功，脂肪肝不一定会自愈。脂肪肝的病理表现为肝脂肪变、炎症和纤维化。如果肥胖相关脂肪肝患者仅仅表现为肝内脂肪沉积过多，则减肥成功后，脂肪肝可以自愈。但是部分肥胖相关脂肪肝患者还伴有一定程度的炎症或（和）肝纤维化，减肥成功可以在一定程度上减轻肝内脂肪沉积，但不能减轻或消除肝脏炎症和纤维化。肝脏炎症和纤维化必须通过药物干预才能治愈。肥胖相关脂肪肝患者可以通过检查肝功能和肝脏瞬时弹性检测来判断自己是否伴有炎症和纤维化，以便采取相应的治疗措施。

158 如何防止减重后体重反弹?

肥胖相关脂肪肝患者减重后最常见的问题就是体重反弹。如何避免"踩坑"呢? 可以从以下几个方面着手。

（1）时刻强化管理体重意识。树立挑战自我、战胜疾病的信心，为自己设置减重的靶目标。鼓励自己逐步达标，达标后应继续加强减重后的饮食调理和运动锻炼，经常监测体重，定期向专业医师咨询或到医院复查。

（2）把目标落实到行动中，彻底改变不良生活方式。研究证实，总热量控制在每天 1 300~1 500 kcal 的轻度低热卡饮食，是行之有效的，饮食结构以低糖、高膳食纤维、高蛋白、低脂肪为主。

（3）药物干预治疗。饮食或运动治疗效果有限或不佳时，可以应用中西医药物治疗。

总之，减重后继续调整饮食以控制热量摄入，加强运动以增加热量的输出，保证摄入的热量与消耗的热量相平衡，才能防止体重反弹。

159 服用泻药减肥治疗脂肪肝有哪些危害?

　　现在市面上有很多打着"排油减脂""瘦得快""7 天打造完美身材"等口号销售某些保健品或药物,实则大多数是泻药,泻药服用后短时间内体重下降明显,实则达不到减肥、治疗脂肪肝的目的,长期服用还有损健康。泻药只是达到排出胃肠道积食和宿便的作用,并不能达到减肥甚至治疗脂肪肝的目的。服用泻药有以下危害:①服用泻药会加快胃肠蠕动,长此以往会造成胃肠损伤,破坏肠道菌群,出现胃

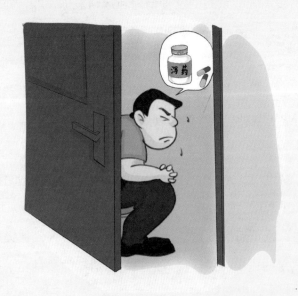

肠道炎症。②服用泻药后，人体必需的营养物质还没来得及吸收即排出体外，会造成营养物质的缺乏，进而造成抵抗力下降，不利于身体健康。③泻药还会通过频繁的排便带走体内大量水分，日久会造成水、电解质紊乱，使全身各器官特别是心血管系统、神经系统发生严重病变。④泻药进入体内后经肝脏代谢，长期服用，脂肪肝不但不会治愈，而且还会造成肝损害，加重脂肪肝。

160 消除"大肚腩"，能治胃反流，是真的吗？

胃反流，即胃食管反流，是指胃十二指肠内容物反流入食管引起反酸、烧心等的典型症状。肥胖患者的脂肪通常在腹部大量堆积，导致腹腔压力增高，由于腹腔压力增高可导致食管下括约肌结构受损，引起食管下括约肌松弛，从而影响胃食管抗反流屏障结构和功能异常，导致胃食管反流病，反流物还会进一步损伤食管，出现胃胀、嗳气、胸骨后至咽喉部烧灼样不适等症

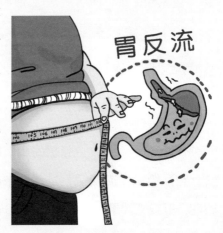

状。腹部脂肪堆积减少，能够有效降低腹压，从而达到治疗胃食管反流病的效果。

161 为什么说"大肚腩消百病除"？

大肚腩可引起脂肪肝、糖尿病、高脂血症等多种疾病。大肚腩的人一般内脏脂肪较多，脂肪代谢活跃，体内促发炎症的因素增加。研究发现，炎症在动脉内胆固醇斑块的堆积中起着关键作用。远离大肚腩则可消除上述多种疾病，所以有"大肚腩消百病除"之说。因此建议患者：①作息规律，保证充足的睡眠。②均衡饮食，定时定量，低盐低脂，多吃蔬菜、粗粮，减少碳水化合物的摄入。③保证适量的有氧运动，建议每周运动 3 ~ 4 次，每次 30 min 以上。最终目的是缩小腰围、腹围，减轻体重，减少疾病的发生。

162 肥胖相关脂肪肝患者如何打破减肥"平台期"？

有过减肥经历的肥胖相关脂肪肝患者都会有这样一种体会，在减肥一段时间后，虽然原来的饮食量和运动量都没有改变，但减肥效果却变差了。这种现象叫作减肥"平台期"。

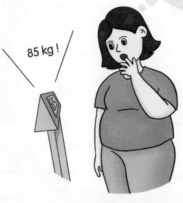

这种平台期是所有减肥的人都会遇到的，大约会在节食加运动减肥半个月后出现，为什么会进入效果不明显的平台期呢？这是人体应对外界环境或规律改变的正常反应。减肥一段时间后，身体会想尽一切办法来适应外来的刺激，包括节食和运动，这时身体很快就会在热量消耗上达到平衡，只要这个平衡产生了，减肥的效果就开始变差，这个时候唯一的办法就是打破这个平衡。如果你的饮食量已经很低了，再无继续节食的可能，运动量也不能再增加了，那就可以用改变饮食和运动节奏的办法来调整。如原来每天快走 1 h，可以改为慢跑半小时，再快走 20 min，或者改变锻炼时间，通过这种"总量控制，结构调整"的方式，重新建立热量消耗的平衡，你的减肥效果又会好转了。

163 为什么脂肪肝患者"减肥过度,反而变老"?

曾经有这样一则报道,一位 20 多岁的女大学生因为体重略微超重,患轻度脂肪肝,开始节食喝减肥茶。2 个月后,体重下降了,但却经常便秘,必须吃泻药才能正常排便。后至医院检查,医生发现其肠道功能已经退化。因为过度节食,导致其肠道中有益菌群失调,吸收功能受损,其"肠道年龄"与 50 岁的人差不多。

长期过度节食使肠道功能处于无负荷的"休眠"状态,导致胃黏膜萎缩变薄,胃肠蠕动变慢,出现食欲差、腹胀、便秘等。长期使用泻药,便秘不仅不会改善,反而会更加严重。

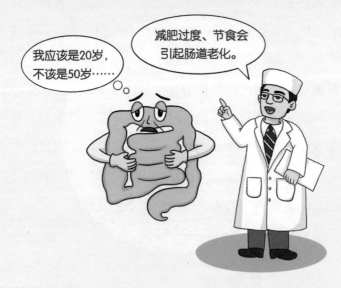

我应该是20岁,不该是50岁……

减肥过度、节食会引起肠道老化。

肠壁会降低应激性来适应"习惯"的改变，一旦停用，便不能及时产生排便反应，严重时会破坏肠道神经元，导致顽固性便秘。肠道微生态平衡一旦遭到破坏，机体就会出现病理变化，引起病变和衰老。提醒脂肪肝患者一定要科学减肥，规范保肝，切不可"矫枉过正"，盲目用药，损害健康。

164 为什么建议脂肪肝患者进行有氧运动？

有氧运动也叫作有氧代谢运动，是指人体在氧气充分供应的情况下进行的体育锻炼，包括步行、游泳、慢跑、骑自行车等。其特点是强度低、有节奏、持续时间较长。

进行有氧运动可以提升氧气的摄取量，能更好地消耗体内多余的热量，有助于消耗脂肪，可增强心肺功能、降低血液黏稠度、改善微循环、防止血脂沉积、促进脂肪分解。有氧运动还可以改善肝脏脂肪变性：减少周围组织中的脂肪向肝脏转运，加速肝脏脂肪的分解代谢，从而减

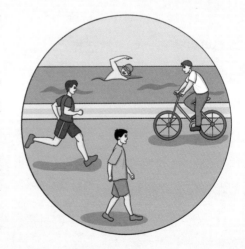

少脂肪在肝脏的堆积。改善外周胰岛素抵抗，减轻胰岛素抵抗造成的脂肪分解作用，从而减少周围组织中脂肪向肝脏的转运。有氧运动对非酒精性脂肪肝治疗有效率达 95.3%，并且不良反应少、疗效好，具有明显的降血脂功能。中等强度有氧运动是减少脂肪的最佳强度，运动应遵循循序渐进、因人而异、全面发展、持之以恒的原则。

165 脂肪肝患者如何在"行走"中养肝？

快步走是脂肪肝患者最常用的日常锻炼方式，随时随地都可进行，易长期坚持。走路有利于减重，可以缓解或预防脂肪肝、冠心病、糖尿病、动脉硬化等多种疾病。那么，脂肪肝患者如何在科学"行走"中养肝呢？

（1）时间：对于上班族而言，晨起、上下班途中和晚餐后都可以走路，可灵活选择；对于老年人来讲，6 ~ 12 时是心脑血管疾病高发时段，晚上光线差，容易跌倒，所以下午走路最佳。

（2）地点：走路的地方最好有树，以保证空气清新，含氧量高，有利于改善心肺功能。因可能存在空气污染，应避免在繁华的马路边走路锻炼。

（3）强度：走路锻炼不可过度、步数不宜过多、频率不可太高，每天一次性走路过多会损害关节。建议每天在 40 min 内快步走 7 500 步左右，以走完后微微出汗为宜。研究表明，对于 18 ~ 60 岁的人群，推荐每天 10 000 ~ 12 000 步，分两次进行。

（4）正确的走路姿势：人走路时需要挺直身体，重心微向前，双足微向外并指向前方，双臂自然摆动，运用大腿的力量轻抬膝盖，整个腿部轻轻向前踏，由脚跟至脚掌与地面接触，至脚尖最后离开地面，形成循环。如果没有正确的走路姿势，易出现驼背。

（5）功效：各种"花式走路"能收到不同的健身功效，脂肪肝患者可根据自身情况参考。①养肝护肾踮脚走。每天

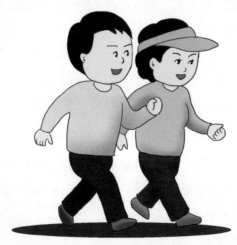

走路也有注意事项

踮起脚尖走路 10 min 左右，可以按摩足三阴经（肝经、脾经、肾经），起到疏肝养肝、温补肾阳的作用。②减小腰围敲肚走。走路时，用手轻轻敲打带脉（相当于系腰带的水平）及腹部，可减小腰围。③高血压患者脚掌着地走。走路脚掌先着地，否则可能会出现头晕。④冠心病患者慢步走。冠心病患者，建议餐后 1 h 慢步走，以免诱发心绞痛。长期坚持走路锻炼有助于改善心肌代谢，并且减轻动脉硬化。⑤预防便秘扭着走。在健步走的过程中，加大腰和胯部的扭动，让身体有节奏地扭动起来，可以促进排便，防止便秘，减少直肠癌发生的概率。⑥晚上失眠慢慢走。在晚上慢走 30 min，休息 15 min 后再睡觉，有较好的镇静催眠效果。

166 脂肪肝患者的家务劳动能代替体育锻炼吗？

答案是否定的，脂肪肝患者的家务劳动不能代替体育锻炼。因为体育锻炼有一定强度和持续时间的要求，做饭、洗碗、洗衣等家务劳动通常不需要持续太长时间，并且家务劳动动作简单，很少涉及大的肌肉群。而体育锻炼需要全身肌肉参与的动作很多，即使是运动强度不大的快步走，也能使心率增快、肺通气量增加，但家务劳动常达不到类似的锻炼效果。

相关研究表明，家务劳动虽然烦琐、累人，但实际上消耗的热量是很少的，属于一种轻型体力劳动。家务劳动虽然比不活动要好得多，但很少有人能通过家务劳动起到减轻体重的效果。调查研究表明，每周做重家务活 8 h 以上的人，与那些进行体育锻炼的人相比，体重更容易超重。因此，不能过高估计家务劳动对健康带来的益处。

脂肪肝患者单纯控制饮食时，可使热量消耗减少。同时必须辅以体育运动，才能使热量消耗增加。饮食控制和运动锻炼相结合，才能达到理想的减肥减脂效果。此外，运动还能减少单纯低热量饮食造成的蛋白质丢失，加速肝内脂肪沉

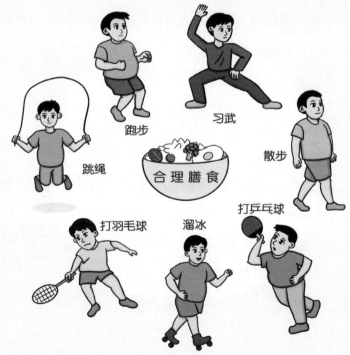

跑步　习武　散步　跳绳　合理膳食　打羽毛球　溜冰　打乒乓球

积消退。在减肥的同时，也增强了体质，还有助于降低血脂和血压。研究表明，通过增加热量消耗（体育锻炼）、限制热量摄入（控制饮食）引起的血脂改变，要比单纯限制热量摄入效果更好。也就是说，锻炼加节食的效果优于单纯节食的减重效果。

脂肪肝患者要想通过运动获得明显减重保肝的效果，必须坚持有氧体育锻炼。要坚持不懈，至少需持续 6~8 周才能收到效果。因为运动产生的代谢改变是暂时的，如高脂血症患者停止运动 4 d 后，血脂水平即会恢复到运动前的水平。另外，若运动频率过低，肌肉力量得不到积累，每次运动后都会感到肌肉酸痛。所以，运动还必须有一定频率，并做到持之以恒，才能起到减重保肝的效果。

167 你会做腹部减脂操吗？

我们知道，肥胖的人大都先胖肚子，或者四肢不胖，只有腰粗、肚子胖。"减肥就得先减肚子"已成为共识。那么，腹部减肥、锻炼就显得尤为重要。在专业健身教练的指导下，结合肥胖相关脂肪肝患者的特点，本书作者团队创立了一套腹部减脂操，

腹部减脂操

经过中青年脂肪肝朋友们体验,对于消除大肚腩效果非常好。只需 1m² 空地、一张瑜伽垫就可锻炼起来啦!

168 你会做疏肝健脾保健操吗?

对于不能剧烈运动的脂肪肝特殊人群,如中老年人,或者患心脏病、关节炎、股骨头坏死、痛风等疾病的人,或者在轻断食期,或者肝炎活动期,这些人群不宜进行长跑、打篮球、打排球

疏肝健脾
保健操

等高强度阻抗健身运动,此时体育锻炼可以选择养生保健操、打太极拳、练八段锦、快步走、慢跑、骑车、跳广场舞等中低强度运动项目,同样可以起到强身健体的作用。本书作者团队根据多年临床经验,结合传统中医理论,将中国古代健身术八段锦和中医经络学完美融合,创立了一套简单易学、功效显著的健身方法——疏肝健脾保健操。

中医有"经之所过,病之所主"的说法。疏肝健脾保健操是根据经络的走向,沿着肝胆经的循行路线进行拍打,刺激相关穴位,达到疏肝、理气、解郁、利胆的功效。

疏肝健脾保健操由八个步骤构成,动作连续柔和、松紧有弛,对肝气郁结、脾不健运而引起的两胁胀痛、不思饮食、

腹胀肠鸣、大便溏稀等症状有明显的改善作用。工作之余或茶余饭后，您随时都可以站起身来，舒缓一下筋骨、活动一下四肢，既可疏肝健脾又可活血化瘀、软坚散结，达到有病治病、无病健身的目的。

对于消化系统疾病的患者来说，疏肝健脾操能使胸腹和膈肌有节律地特殊运功，使肝脏得到如按摩样的活动，从而促进肝内有效循环血量的增加，改善肝脏微循环的功能，增强肝细胞的自身修复能力，防止肝内纤维组织增生，促进已形成的结缔组织再吸收，防止病情发展。

肝胆脾胃病患者每天坚持练习这套养生保健操，可以收到保肝护肝、改善消化、疏导经络、除劳去烦、强筋壮骨、祛病延年的效果。

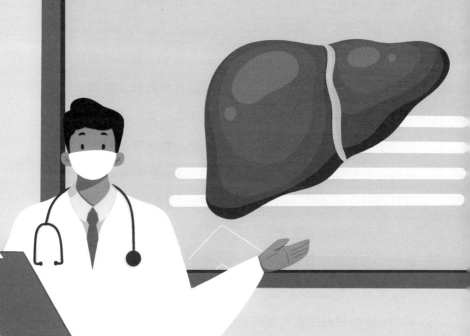

五、
故事篇

169 "大肚腩"是怎样变身的?

近日，大腹便便的王先生感觉右上腹不舒服、饭后不消化，以为是胃病，就来消化门诊看病。接诊的赵文霞主任问他："以前体检发现有啥问题没有？"他很自信地说："体检结果啥事儿没有啊！"赵主任又仔细看了一遍他的体检报告，发现他有中度脂肪肝："这不是有脂肪肝吗？"他不以为然地说："是啊，我都得好几年了，但是脂肪肝能算是病吗？我的肝区不疼又不痒的。"

赵主任耐心给王先生讲解："脂肪肝确实是一种慢性病。肥胖的人、大量喝酒的人绝大多数都有脂肪肝。像您这样肚子胖的人更容易中招！"听赵主任这么一讲，王先生下意识地摸了摸自己的"大肚腩"，心里想：我又胖又经常喝酒，难怪会得脂肪肝！他不解地问："既然脂肪肝是病，但是怎么没啥感觉呀？"

"问题就出在这里。"赵主任解释道，"脂肪肝的特点就是一开始没啥症状，体检了可能才被发现。即便有了肚子胀、肝区不舒服的感觉，很多人也会当胃病来看。您要是不体检，恐怕到现在也不知道自己有脂肪肝吧？"王先生一想，的确是这样。自己总是消化不良，原来是脂肪肝惹的祸呀！

难怪吃胃药不管用呢！王先生说："我早几年前就知道自己有脂肪肝，但身边很多人都有，我就觉得，既然大家都有，肯定没啥事儿！甚至还听说脂肪肝是富贵病呢！"赵主任深有感触地说："这种心态确实害人不浅！脂肪肝可能发展成脂肪性肝炎、肝硬化，甚至导致肝癌。这些危害和乙型肝炎、丙型肝炎差不多，只是脂肪肝没有病毒的传染性罢了。但是大家一般对乙型肝炎、丙型肝炎这些肝病比较重视，而对脂肪肝就重视不够。"

听赵主任这么一讲，王先生不由得犯了愁："没想到脂肪肝还会带来这么多麻烦！那我现在脂肪肝严重吗？"赵主任为他进行了系统的检查。结果显示，王先生胃肠没有大问题，但是谷

> **要点总结**
>
> 别拿"脂肪肝"不当一回事儿！它是一种慢性疾病！部分患者可能预后不良！千万不可忽视！

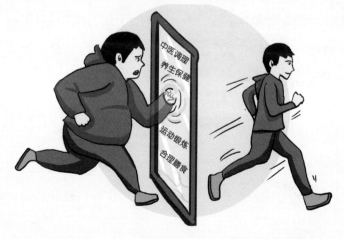

丙、谷草转氨酶，血脂，血糖，尿酸都已经升高了。彩超显示有中重度脂肪肝。人体脂肪成分分析检查显示有重度肥胖、身体脂肪比例严重超标！这说明王先生已经属于脂肪性肝炎了，还出现了高脂血症等并发症，再这么发展下去，等待他的不但有肝硬化，还有糖尿病、冠心病等多种慢性病！面对这样的结果，王先生不由得惊出一身冷汗：好家伙，原来还以为是"幸福肥"呢，却不想自己人到中年已经多病缠身啦！他着急地询问："那该咋治呢？能治好吗？我们家上有老下有小，全靠我呢！"赵主任安慰他："别太担心，大多数脂肪肝都是可防可治的。我们中医综合调理已经治好了很多像您这样的病。""好的好的，大夫，我一定好好配合治疗，这次一定得把脂肪肝给治好了！"这次王先生真是下定了决心。

经过仔细辨证，赵主任发现王先生属于痰瘀互结的体质，主要因为不良饮食和生活习惯造成的。于是为其"量身定制"了个性化的"三联疗法"：一是进行饮食、运动科学指导，改变不良生活习惯；二是中药治疗，化痰祛湿活瘀，配合轻断食调养；三是中医埋线、刮痧等特色疗法，控制食欲，减轻体重，减

爱心提示

肥胖、"大肚腩"是导致脂肪肝的"元凶"！脂肪肝早治则愈，晚治则损！中医综合治疗可帮助您摆脱疾病困扰！

小腰围。

通过半年的治疗，王先生终于实现了"完美蜕变"！不但体重减轻了，大肚腩不见了，而且肚子不舒服、不消化等这些老毛病也慢慢消失了！与昔日的朋友见面，都说他像穿越"魔镜"变了一个人！

170 脂肪肝相关肝硬化还能治好吗？

63岁的张大妈自从40年前生了孩子，就越来越"富态"，退休七八年，原本就体胖的她，体重又增加了10 kg。儿女都孝顺，不用她帮忙带孩子，于是，在家制作各种美食，到老姐妹家里串串门、打打牌、聊聊天，回家躺床上看看电视、刷刷手机……成了她退休后生活的主要内容。她偶尔也会跳跳广场舞、出去散散步，但只是看心情偶尔为之。并且她最大的特点就是吃饭要吃十分饱才行，而且她爱吃甜点、红烧肉，对于日益发胖的体形，她并没有在意。然而，1周前的一次常规体检，打破了她平静的生活。体检结果居然提示她得了"肝硬化"，而且还有"脾大"！这一下张大妈可慌了神，心想：我只是人胖了一点儿，有点儿脂肪肝，并没有乙型肝炎、丙型肝炎等肝病，也没有饮酒或者长期服药的情况，怎么会得肝硬化呢？

怀着焦虑不安的心情，张大妈慕名找到赵文霞主任求治。赵主任详细询问了张大妈的病情：张大妈 20 年前体检时已经发现有脂肪肝，化验肝功能，检测结果显示转氨酶有轻度升高，但是因为没啥症状，所以她没有重视。之后几次体检均提示脂肪肝，转氨酶反复升高，偶尔感觉右胁部不适，但程度轻微。虽然医生建议她减肥保肝治疗，但她仍然没有放在心上。近 3 年退休后索性连体检也不做了。直到 1 个月前自觉肝区隐痛不舒服，两腿瘀胀，有时还腿肿，在家人多次劝说下才再次体检。这一次体检居然查出了不少"大毛病"：血常规显示白细胞 2.8×10^9/L，重度减少，血小板 65×10^9/L，明显降低。化验肝功能显示，谷丙转氨酶 23.6 U/L，谷草转氨酶 51.2 U/L，γ-谷氨酰转移酶 73.0 U/L，白蛋白 32.5 g/L。B 超显示肝实质弥漫性病变、门静脉增宽、脾大。身高 165 cm 的张大妈，体重已达 99 kg，体重指数 36.4 kg/m^2（正常值 18.5~23.9 kg/m^2），都严重超标！

详细了解病情后，赵主任解答了张大妈的疑问：从体重来讲，张大妈已经属于肥胖。而肥胖正是引起脂肪性肝病的"元凶"！肥胖相关脂肪肝如果没有及时治疗，可经脂肪性肝炎进展为脂肪肝相关肝硬化！而张大妈目前正是肥胖相关脂肪肝导致的肝硬化，并且已属于失代偿期，出现了脾大、脾功能亢进、白蛋白降低等并发症，情况已经十分严重。张大妈不明白：为什么都已经肝硬化了，却没啥明显的感觉？如果不体检，可能还没有发现已经肝硬化了呢！赵主任解释道：脂肪肝的最大特点就是临床症状不明显，因而也更容易被忽视！主要原因在于肝细胞代偿能力十分强大，肝脏本身没有痛觉神经分布，所以对于炎症刺激不敏感，不易产生自觉症状。所以脂肪肝又被称为"沉默的杀手"！

张大妈有些着急，问："这都已经肝硬化了，还能治好吗？还能活多久啊？"赵主任连忙安慰她："脂肪肝相关肝硬化是可以治疗的，大多可以控制病情进展，不影响寿命。最终的疗效与能否长期坚持规范治疗有关。"随后，赵主任仔细诊察，分析张大妈属于中医的"脾肾两虚兼血瘀证"，是因为长期饮食过量，脾胃受损，不能运化水湿，湿困痰阻，浊邪壅盛，又加上年老肾亏，肾之代谢水液功能失常，加重了水湿停聚、痰湿阻滞，就会出现形体肥胖、下肢水肿等症状；而痰湿阻滞经络，又会导致血瘀，痰湿与血瘀积留于两胁，则出现胁下积块（脾大）、隐痛等表现。张大妈一听，这才明白为啥自己会越来越胖，经常下肢水肿、出现脾大了，恳请赵主任赶紧给她治疗，自己一定好好配合。于是，赵主任为张大妈制订了详细的中医综合治疗方案，内服中药健脾补肾、化痰祛湿、活血化瘀，外用中药穴位贴敷、中药药浴泡足治疗，并从饮食、运动、科学养生等方面为张大妈做了详细的指导。

经过 3 个多月的中医综合治疗，张大妈体重减轻了 10 kg

左右，肝区隐痛、两腿瘀胀、水肿等症状消失了。复查肝酶也恢复了正常，白蛋白升至 36.7 g/L，血常规白细胞升至 3.4×10^9/L，血小板

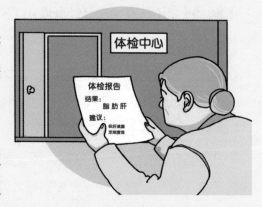

升至 72×10^9/L，均较前明显好转。复查彩超显示脾大也减轻了。

现在的张大妈逐渐改变了原来的生活方式，晚上快步走或者跳广场舞、做健身操不再是可有可无，而是成为每天的"必修课"。乐于助人的她还当起了"减重保肝宣传员"，经常向家人和朋友分享减重保肝的亲身经历和体会。亲戚朋友见了她，都说她像换了个人，人瘦了以后，不但看起来年轻了好几岁，而且走路也轻快了，精神头十足，积极乐观，每年两次的体检显示张大妈的"标红"指标越来越少了。

爱心提示

"老来发福"不可忽视，常规体检更加重要！脂肪肝可致肝硬化，中医中药可见奇效！

171 门诊的锦旗因何而来?

2021年3月中旬的一个上午,本书作者团队中的刘医生正在门诊照常坐诊,门外忽然兴冲冲地走进一位身材高挑的帅小伙儿,捧着一面锦旗送过来,上写"医术精湛、情暖人心"八个大字。他满怀感激地说:"感谢刘医生,感谢咱们医院脂肪肝团队,治好了我的脂肪肝!"旁边的人都十分诧异:这么个瘦瘦高高的小伙子,怎么会得脂肪肝?在他身上到底有怎样的故事?

这位小伙儿姓焦,31岁,某事业单位职员。以往身体很好,大学时还是学校田径运动员。6年前结婚后日子过得很美满,唯一的心事是一直没有要孩子。一开始是觉得年轻不想要,这两年想要了吧,谁知一体检居然得了脂肪性肝炎,肝酶和血脂都明显升高,又不适合要孩子了!其实他的体重也就超标5 kg左右,人看上去并不算胖,就是腰粗了点儿,肚子大了一点儿。因为工作忙,平时运动减少了,单位餐厅伙食好,各种肉食、甜点齐全,晚上又经常应酬,难免喝酒、吃肉。到多家医院治了两年多,吃了不少保肝药,总是一停药就复发,他的父母眼看迟迟不能抱上孙子,也是整天愁眉不展。

2020年底,小焦经朋友介绍来到本书作者团队所在医院的脂肪肝门诊就诊,值班的刘医生为他做了全面系统的检查,发现他患脂肪性肝炎、肝纤维化,有严重的高脂血症。经过人体成分分析,提示他的体脂率明显超标,腰围轻度超标,所以他虽然看起来不算胖,但是属于"隐型肥胖",通俗讲叫作"瘦人脂肪肝"。诊断明确了,治疗就好办了。刘医生为他"量身定做"了以减脂保肝为主的中医治疗方案。首先从得病的源头——"吃饭"入手,为他提供了低脂肪为主的参考食谱,要求他远离高脂肪、高热量食物,晚餐节食,尽量戒酒;其次要求他重新恢复晚餐后健身的习惯,把应酬方式由晚间聚餐调整为和业务伙伴一起打球、游泳等健身项目;最后为他制订了个体化的中医调理处方,配合口服中药及消脂护肝胶囊等中成药治疗,以及 3 周一次的穴位埋线治疗。

为了让父母早点抱上孙子,小焦这次下了大决心要把脂肪性肝炎治好,所以非常积极配合医生治疗。住院强化治疗10 d,他就取得了减重 5.2 kg、肝脂肪变性由中度恢复到轻度的可喜疗效。出院后他积极调整饮食、参加健身运动,按时向"脂肪肝减重群"打卡汇报,及时接受医务人员的饮食指导,定期来院复查。就这样治疗了 3 个多月,他的复查结果出来了,肝功能和血脂等指标完全正常,彩超和肝脏瞬时弹性检测也完全正常啦!小焦真是激动万分,立马去准备了锦旗送到医院,于是上演了开头那一幕。

又过了 3 个多月,刘医生忽然接到小焦的电话,他高兴地说："太好啦，刘医生，我媳妇怀孕啦！回头请你们来喝满月酒啊！"听到他的报喜，脂肪肝团队的医护人员们都开心地笑啦！

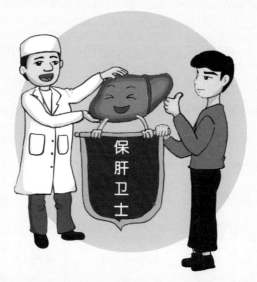

爱心提示

脂肪肝不是肥胖者的"专利"，瘦人也会得脂肪肝！瘦人脂肪肝同样会导致肝损伤，造成脂肪性肝炎，一定不可忽视！

172 陈总为何爱上"药茶"？

陈总是一家个体建筑公司总经理，年轻时也是身强力壮的"肌肉男"。随着公司业务日益繁忙，他的应酬也越来越多，经常饮酒。与此同时，他这 20 年体重增加了 30 kg，"大肚腩"越长越大，脂肪肝也得了，血压也高了，经常头晕头痛、口苦、口黏、失眠，腰背疼痛、四肢酸困，整个人的精神状态越来越差。

经人介绍，陈总来本书作者团队所在医院门诊就诊，赵文霞主任详细了解了他的病情。经过初步检查发现，陈总患有重度脂肪肝，谷丙转氨酶已经高达 181 U/L，γ-谷氨酰转移酶达到 823 U/L，明显高于正常指标，而且伴有严重高脂血症、高尿酸血症、高黏滞血症，人体成分分析提示有重度肥胖，肝脏瞬时弹性检测提示有重度脂肪变、3 期纤维化，彩超显示有肝、脾肿大，胆囊炎，颈动脉斑块……

刚刚 50 岁出头的陈总有点蒙了：虽然早就知道有脂肪肝，但自己认为那根本不算个什么事儿。哪成想现在已经多病缠身了呢？一想起要长期喝苦药水，他就更犯愁了：中药那么苦，怎么喝得下？赵主任告诉他这个中药口味还是不错的，他可以喝几天试试看。同时配合铜砭刮痧治疗，以活血化瘀、通经活络。另外根据他的体质特点及长期饮酒的情况，劝他尽量戒酒，或改喝酒为喝养生茶饮，也不耽误应酬。

陈总半信半疑地拿了 8 剂中药，回家一尝，他乐了：这一点儿也不难喝呀！他慢慢地居然喜欢上喝这个药茶了。

经过 4 个多月的悉心调理，陈总的肝功能、血脂、尿酸等各项指标明显好转，体重减了 10 余千克，腰围明显缩小了，血压也稳定了。现在他再去应酬，很少喝酒了，而是随身带一大瓶"药茶"，邀请朋友们一起品尝。

爱心提示

喝中药苦在嘴里，治好病甜在心里。要想恢复健康，良好的自律性、决心和毅力非常重要！

173 为什么一次"意外"却带来了惊喜？

35 岁的李女士作为某公司主管事业有成，但结婚 10 年却没有孩子，婚姻面临严峻考验。李女士在 10 年前婚前体检时就发现有脂肪肝，但当时化验肝功能等指标都正常，所以并没有放在心上。婚后夫妻关系和睦，8 年前曾流产一次，因吃得多，李女士的体重逐渐增加，3 年前月经量逐渐减少，医院诊断她患了"多囊卵巢综合征"，这两年月经次数很少，并且体重飙升，现在身高 163 cm 的她体重已经 105 kg 啦！并且化验肝功能、血脂、尿酸等指标都出现了异常。她跑遍了省内外多家医院，尝试过多种减肥办法，花费不少，病情却无起色，由于对要孩子不抱什么希望了，她由原来的焦虑不安变得自暴自弃，经常抑郁失眠，夫妻感情也出现了危机。

一次偶然的机会，李女士的闺蜜看到了本书作者团队采用轻断食中医调养自然疗法治疗肥胖相关脂肪肝的短视频，就劝她去看看。"先不说要孩子的事，至少咱得心疼自己，有个健康的身体，生活才有质量啊！"闺蜜的话打动了李女士，她抱着试试看的心情来到了本书作者团队所在医院的脂肪肝诊疗中心。赵文霞主任了解了她的病情，先是耐心鼓励、安慰她，又向她展示了大量肥胖相关脂肪肝治疗成功的病例，李女士稍微安了点心，决定试试这种中医特色治疗。赵文霞主任为她制订了中西医结合的治疗方案，并请来心理专家为她做了专业心理疏导，李女士感觉心情放松了很多。于是她开始试着接受中医轻断食自然疗法的治疗。经过 5 d 的轻断食，李女士惊奇地发现：在这里轻断食同时口服中药代餐后，没有饥饿难耐的感觉。在之后的中医调理期，口服中药同时配合穴位埋线治疗，她旺盛的食欲也得到了有效控制，在医生的不断督促、鼓励和指导下，她也逐渐养成了运动的习惯。3个月后李女士体重减轻了约 10 kg，抽血化验肝功能、血脂、尿酸等指标都有好转，脂肪肝也减轻了。这使她看到了希望，坚定了治疗下去的信心。

一年后的一天，李女士两口子急匆匆闯进作者团队的脂肪肝门诊，她爱人进门就嚷嚷道："大夫，你们不是在给我媳妇儿减肥保肝吗？她怎么会怀孕啊？这孩子能要吗？"原来，经过一年来的中医综合治疗，李女士的脂肪肝基本好转了，体重也减轻很多，月经也逐渐恢复正常。夫妻两个以为反正怀不上孩子，所以平时没有采取避孕措施，谁知道这次竟然意外怀孕啦！医生了解了李女士近 3 个月的治疗方案，基本以中药药膳、饮食管理和运动锻炼为主，对胎儿并不会造成不良影响。夫妻两个听了总算松了口气，转而喜极而泣！心想：总算怀上孩子了，没想到减肥保肝的同时还治好了不孕症，真是意外的惊喜呀！

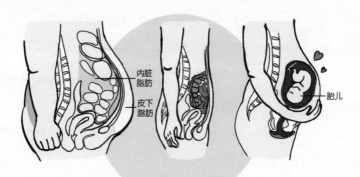

同样都是肚子胖，里面内容不一样

爱心提示

肥胖相关脂肪肝和多囊卵巢综合征、不孕不育常常伴发出现，虽然需长期调养，但树立战胜疾病的信心、保持良好的心态、选择专业的医生才是最重要的！

174 "减肥明星"是如何一夜成名的?

2021 年 5 月 8 日,作者团队的短视频号上发布了一条关于脂肪肝患者减重前后对比的视频,一夜之间获得百万流量,视频的主人公小杨向他的主治医生赵文霞主任调侃道:"没想到我一夜之间成了减肥网红!"这是怎么回事? 其实小杨的故事就发生在 5 个月前……

2020 年 12 月上旬的一天,36 岁的小杨因为右胁部憋胀伴困乏来到赵文霞主任的门诊就诊。小杨身高 172 cm,体重 84 kg,腹型肥胖,经查发现其患重度脂肪肝,而且还有高脂血症、高血压、高尿酸血症,时常觉得身体困乏。现在需要口服降压药来控制血压,于是他下定决心要好好调整一下体质,改善自己的身体状况。

根据综合分析,赵文霞主任判断小杨是代谢相关性脂肪肝,其向小杨介绍了中医二期三联综合治疗方案,采用禁食期加调理期的二期调整,配合中医外治、口服中药、运动饮食指导的三联治疗方案。在治疗的过程中小杨无明显饥饿感,在短短 8 d 的综合治疗期体重下降了 5.5 kg,治疗期间血压也保持稳定,短暂脱离了对降压药物的依赖,全身困乏的症状也得到了明显改善。良好的治疗效果给了小杨很大的鼓励和坚持下去的信心。主治医生王博士在出院后继续对小杨进行运动饮食指导及中医综合治疗指导。半年后，小杨的体重从84.5 kg 减到了 70 kg，复查血脂恢复了正常，由重度脂肪肝变成了轻度脂肪肝，右胁憋胀、困乏、嗜睡的情况基本消失。

自从体重得到有效控制后，小杨的体重就稳定在 70kg 左右，脂肪肝得到了明显的改善，血脂、血压、尿酸均基本恢复了正常，整个人的精气神也都焕然一新，同事、朋友都说他看上去年轻了五六岁，这让小杨非常开心。他说："多亏了河南中医药大学第一附属医院的脾胃肝胆科，不但治好了我的脂肪肝，还过了一把网红瘾，真是赚大发啦！" 他也希望更多的脂肪肝朋友行动起来，关注健康，全社会能多一些健康达人！

175 一位减重保肝患者的日常是怎样的？

小郭是一名办公室文员，长期坐在电脑前加班，吃外卖是他的日常，身高 170 cm，体重 96.5 kg。已患重度脂肪肝，抽血化验示血脂高、转氨酶高，血糖也受到了影响。他了解到中医轻断食综合治疗方案治疗脂肪肝效果显著，向赵文霞主任咨询。赵主任首先评估了他的病情，考虑其属于肥胖型脂肪肝、脂肪性肝炎、代谢综合征，符合该疗法的适应证，

然后向他介绍了这个治疗方案的具体操作，中医轻断食包含
二期（断食期、调理期）三联（中药内服、中医外治、饮食
运动指导）综合治疗方案。一听到要断食，小郭就打起了退
堂鼓。赵文霞主任向他介绍了该疗法无明显饥饿感的特色后，
小郭又心生疑惑："好几天不吃东西，会不会把身体搞出什
么毛病来啊？"赵文霞主任告诉他，5 d 断食加 2 d 调理的方
案是在住院治疗期间进行的，医生会定期监测各种安全性的
指标进行专业的指导。小郭这才安心下来，决定试一试这个
治疗方案。

治疗第一天，赵文霞主任安排小郭进行水果餐过渡。第
二天就开始了真正的断食期，早晨起床常规测体重，然后口
服中药清洁肠道，以达到重建肠道菌群的目的，接下来就是

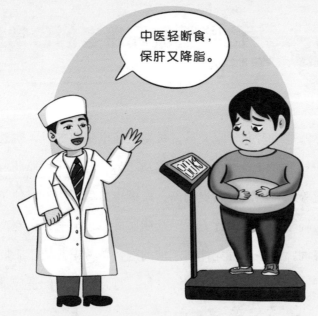

中药口服、中医外治，配合足量饮水、散步，虽然有时确实有点饿，但是在口服中药代餐以后，进食的欲望并没有那么强烈。护士定时监测血压、血糖和不断地鼓励也让小郭逐渐安下心来。其每天测体重、口服中药、做中医治疗，体重以每天 0.5~1 kg 逐步下降，因效果显著，其主动要求尝试延长断食期，赵文霞主任在评估了小郭的情况后，批准延长 1 d 断食期。6 d 断食期结束后，医生让小郭流质饮食 1 d 后过渡到正常饮食，这一阶段的强化综合治疗就结束了。

经过 6 d 断食加 2 d 调理的中医综合治疗，小郭的体重下降了 7.2 kg，复查结果提示转氨酶和血脂恢复了正常，腰围也减少了 5 cm，这样的"成果"让小郭对后续治疗充满了信心。出院后继续每周 2 d 断食加 5 d 调理的中医综合疗法，其体重下降平稳，脂肪肝也明显改善。现在小郭已经习惯了每过十天半个月断食一两天，并且经常监测体重，饮食方面也更加均衡化、多样化、清淡化，还带领全家每天做健身运动，工作效率提高了，熬夜也减少啦！

176 "红眼病"的元凶竟然是"肝火"？

金师傅最近心情大好，因为多年的"红眼病"终于治好啦！

　　说起这个"红眼病"，可没少让金师傅吃苦头。今年 43 岁的他是一名长途货运司机。近 20 年来，工作之余和同事把酒言欢是其主要消遣内容。身体越来越胖，脾气越来越急躁，最近 10 年还患了高血压，经常头晕、头痛。5 年前体验发现脂肪肝，3 年前开始感觉两眼灼热、干痒、流泪，视物不清，眼睛发红，发困，同事都说他得了"红眼病"。到眼科检查，却发现眼睛本身无大碍。但是其眼睛发红症状越来越严重。后来辗转几家医院，病情均无好转。最后，金师傅来到作者团队所在医院的脾胃肝胆病科，经过治疗，其"红眼病"竟然治好了。金师傅心想：中医中药竟然这么神奇？

　　其实，金师傅的眼病和他的长时期饮酒和肥胖有关。金师傅身高 176 cm，体重 89 kg，腰围 98 cm，血压

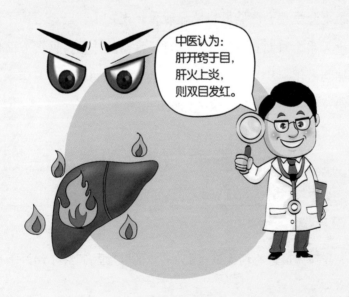

中医认为：
肝开窍于目，
肝火上炎，
则双目发红。

192/98 mmHg。抽血化验检查，他的谷丙转氨酶升高到198 U/L，肝脂肪变程度大于67%，已经患有重度脂肪肝、中度肝损伤、肥胖症和高血压。从中医来讲，酒为热毒之品，长期、过量饮酒，则体内热毒过盛，酒毒最易伤肝，造成酒精性脂肪肝。热毒伤肝，肝热沿着肝经向上走（中医认为火热之邪向上蔓延），而中医理论中，两眼是肝的"外窍"（中医称为"肝开窍于目"），而急躁易怒、血压升高等，也都与肝火上炎有关。加上高脂肪饮食导致的肥胖（痰湿之邪），痰湿和热毒共同作用，脾胃消化功能受影响，就会出现腹胀、口苦、消化不良等症状。针对这种情况，医生要求金师傅严格戒酒、清淡饮食，晚饭尽量少吃，晚餐后快步走或慢跑健身，同时给予中药"治肝"，即清肝、平肝、疏肝、养肝等。3个月后，金师傅体重减轻了，肝功能指标好转了，血压稳定了，"红眼病"也随之逐渐消失了。

中医善于分析人的体质、习惯、病因等多种因素，辨证施治，从而获得很好的疗效。

177 过度减肥为何更伤肝？

小美个子不高，身材圆胖，体检还有脂肪肝，面对别人异样的目光，原本活泼开朗的小美很是烦恼和自卑。她痛下决心要减肥，就来到了作者团队所在医院的脾胃肝胆病科就诊。

医生为小美做了肝脏瞬时弹性检测，结果显示重度脂肪肝，抽血化验肝功能指标正常，血脂稍高。建议其采用中医中药调理，配合穴位埋线等特色治疗，告知其 3~6 个月后会见成效。当时先开了半个月的药。

然而，半年后小美来复诊，她的变化令人惊讶——昔日圆胖的身材竟然变成了纤细的身材！询问病史得知，原来她急于瘦身，自作主张一连吃了两个多月的减肥药，还严格节食，半年时间暴瘦了 35 kg！现在的她，明显消瘦、虚弱不堪，面色发黄，吃不下东西，还经常恶心呕吐，月经也两个月没来了。人虽然瘦了，但经检查发现还是重度脂肪肝。抽血化

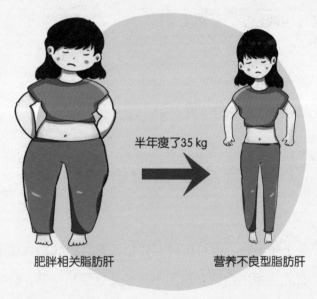

半年瘦了35 kg

肥胖相关脂肪肝　　　　　　营养不良型脂肪肝

验显示,肝损伤反而更严重啦! 还出现了严重贫血及低蛋白、低钾、低钠等,并且患上了"厌食症"。

小美不明白:不是说减肥可以治好脂肪肝吗? 为啥我减肥脂肪肝反而加重了?

其实,小美原来的脂肪肝是肥胖导致的单纯性脂肪肝,而后来的脂肪肝是营养不良导致的非酒精性脂肪性肝炎。之所以会这样,是因为她过度过快、盲目减肥造成的。所以我们一定要到正规医疗机构,在专业医师指导下,有条理、有计划、有监测地进行科学保肝,合理减重,不能操之过急,花钱又伤身,踩了"盲目减肥反伤肝"的坑。

178 为什么久坐容易患脂肪肝?

一天,小陈急匆匆来到本书作者团队所在医院的脂肪肝门诊。他近来感觉自己肚子发胀、胃口不好、经常打嗝,大便不顺畅,全身没劲儿,一查 B 超居然发现得了脂肪肝! 他很疑惑:自己又不是特别胖,只是最近经常久坐,怎么会得脂肪肝呢?

原来小陈两个月前不慎扭伤了脚踝,在家休养了一个多月,后因各种原因近段时间基本都是居家办公,坐的时间比较长,导致自己体重增加约 4 kg。小陈没有将这件事放在心上,直到最近不舒服了才来医院检查，没成想却得了脂肪肝！难道久坐也会导致脂肪肝吗？答案是肯定的。久坐也会导致脂肪肝！

原因有三：一是久坐造成热量过剩。热量摄入大于消耗时，多余的热量会转化成脂肪沉积于肝脏，形成脂肪肝。二是久坐导致腹型肥胖。坐位时腹部比较松弛，过多的脂肪组织更容易在腹部、腰部堆积，形成腹型肥胖，诱发或加重脂肪肝。三是久坐易致疲乏。《黄帝内经》曰："久卧伤气，久坐伤肉。"就是说长时间卧床，会致人体正气亏虚、免疫力下降；而长时间坐位，周身气血运行缓慢，则易导致肌肉缺乏营养，造成肌肉量（尤其是四肢肌肉）减少或肌肉松弛无力，导致脂肪肝。疲乏感让人更不愿运动，形成恶性循环，进一步加重脂肪肝。

那么，如何防止久坐患上脂肪肝呢？专家教你三大招。

（1）学会"吃"。节假日或特殊时期居家休养期间，不能吃得过多过饱。做到食物多样化、口味清淡化、营养均衡化，原则是低脂、低盐、低热量、高蛋白、富含维生素和微量元素，荤素搭配。体重超标的朋友们也可以在医生指导下每周选择 1~2 d 进食水果餐或进行轻断食，平时根据自身体质搭配中药药膳及养生茶饮，则更有利于减重、降脂、保肝。

（2）"动"起来。居家办公时养成"课间"休息的习惯。模仿学校上课的规律，每隔 30~40 min 强迫自己放松休息 10 min，这期间进行健身操、颈肩部拉伸等锻炼，促进气血运行，防止吸收多余热量。推荐早起或下午、晚餐后三个时段进行锻炼，每天 1~2 次，每次半小时左右，运动强度以全身出汗后再运动 10~15 min 为度，家庭成员之间可以互相鼓励，相互监督。

（3）不停药。患脂肪肝、高脂血症、高血压、糖尿病等疾病的朋友们，需长期口服降脂、降压、降糖等多种药物，居家期间尽量根据医嘱坚持用药，不要因为特殊时期随意停药而导致病情复发。

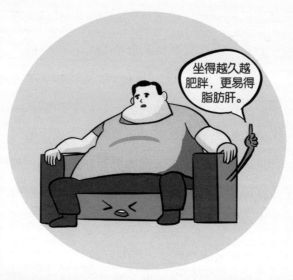

坐得越久越肥胖，更易得脂肪肝。

爱心提示

居家期间防增重，久坐久卧脂肝生。饮食运动巧调养，远离肥胖保肝行！

179 为什么说"肝是哑巴、胃是喇叭"？

消化科的医生都知道"肝是哑巴、胃是喇叭"这个说法。俗话说，"小喇叭，嘟嘟响；小哑巴，不说话"。"胃是喇叭"是指胃的疾病症状非常多，比如胃痛、胃胀、恶心、呕吐、干呕、泛酸、烧心、痞满、嗳气等，但实际上疾病的程度可能并不特别严重，原因在于胃黏膜中神经丰富，腺体多，稍有不良刺激就会出现明显自觉症状。"肝是哑巴"是指肝病的症状非常轻微，有的仅有肝区不适，严重的情况下才会出现胀痛不适等症状。原因有二：一是肝脏本身的神经不丰富，轻微的炎症反应不会及时反映出临床症状。二是肝脏是消化系统最大的实质性脏器，主要具有合成、解毒、代谢等功能；胃是消化系统最大的空腔脏器，具有消化与传输、受纳食物等作用，二者与胆囊、胰腺、肠道等共同负责人体食物的消化吸收，所以部分肝病常常表现为腹胀、恶心、纳差等胃病的症状，容易被误诊为胃病。

例如，某企业高管李先生，46 岁，平时经常饮酒。近半年反复胃胀、干呕。胃镜检查示胆汁反流性胃炎。先后在多家医院当"胃病"看，吃了很多中药、西药，效果都不好，后来到本书作者团队所在医院的门诊就诊。查体发现其巩膜黄染，进一步化验肝功能，显示转氨酶升高、胆红素升高；彩超显示肝硬化、脾大、门静脉高压。最终诊断为酒精性肝硬化、门静脉高压、脾功能亢进。按照酒精性肝硬化经过系统的治疗，病情得到控制。像这种患者把肝病误当作"胃病"来看的情况，时有发生。

正是因为肝是"哑巴"，很多肝病患者症状不明显，也就没有及时治疗，使病情加重。前不久住院的 65 岁的王大妈就是这种情况。她身高 162 cm，体重达到了 75 kg，20 年前体检查出脂肪肝，抽血化验显示转氨酶及血脂都有轻度升高，但因症状不明显，未引起重视。2019 年体检发现血小板 78×10^9/L，还是没有在意。在疫情期间由于在家里运动较少，体重增加至 85 kg。2020 年 6 月体检发现血小板减少至 51×10^9/L，腹部 CT 显示肝硬化、脾大、胆囊炎，遂来医院就诊。这是典型的由单纯性脂肪性肝病向非酒精性脂肪性肝

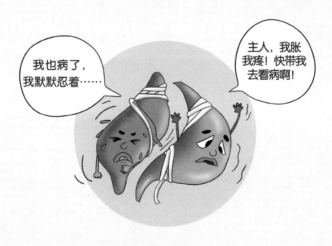

炎、脂肪性肝硬化、脾功能亢进进展的病例。住院治疗一周，患者肝功能好转，体重下降 2.5 kg，出院后继续坚持治疗。

温馨提示

不仅要重视胃这个"喇叭"，更要重视肝这个"哑巴"！

180 为什么中药既能增肥，又能减肥？

闺蜜小张和小杨都因为消化不良一起去找中医调理。有趣的是，小张属于"干瘦型"，饭量偏小，但常规体检没有什么问题，要中医调理增肥；小杨属于"肥胖型"，饭量也不大，但却一直偏胖，体检发现有脂肪肝，其他未见异常，也要中医调理减肥。她俩共同的症状是都有消化不良、食欲不好、大便不成形、乏力，脉象偏弱。中医大夫诊断后，居然给她俩开了同一个处方——参苓白术散。两个人非常不解：一个增肥的，一个减肥的，怎么可能用同一种药呢？

关于胖瘦，金元时期的名医李东垣在他的《脾胃论》中清楚地描述过："脾胃俱虚，则不能食而瘦；或少食而肥，虽肥而四肢不举，盖脾实而邪气盛也。"

这段文字里包含了两个状态和体形：一个是不能吃而瘦的，一个是不能吃而胖的，虽然分属胖和瘦，但都是因为脾虚。

也是这个原因，这两个极端状态在中医那里会被医生开出同一种药，这就是能健脾的参苓白术散。

从西医的角度讲，这是说不通的，因为减肥和增重在能量代谢上是矛盾的。中医之所以可以用同一个处方既减肥又增重，是因为它立足的是肥胖和干瘦产生的机制，也就是脾虚。中医的脾是主运化的，类似身体的"物流"。运化不好，就是"物流"失职，吃什么都吸收不了，这就是吃什么也不胖的"干瘦"。对于肥胖的人，由于运化不好，身体的垃圾运不出去，于是不吃也胖，这个胖就是堆在身体里的垃圾，多是"湿胖"。中医没有关注胖和瘦的结果，而是着眼于胖和瘦形成的机制，通过调理"脾虚"，使人体的"物流"畅通，营养和垃圾都得以归位，自然就调理了胖瘦。

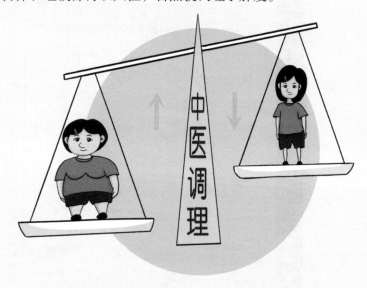

附录 超重、肥胖判断标准参照表

项目内容	计算、测量方法	正常范围	超重	肥胖	重度肥胖
体重身高比	体重（kg）＝身高（cm）－105	标准体重±10%	≥10%标准体重	≥20%标准体重	≥30%标准体重
体重指数	体重（kg）/身高（m²）	$18.5 \sim 23.9 \ kg/m^2$	$24.0 \sim 27.9 \ kg/m^2$	$28.0 \sim 29.9 \ kg/m^2$	$\geq 30 \ kg/m^2$
腰围	经脐部为中心的水平围长	男≤85 cm 女≤80 cm	男85~90 cm 女80~85 cm	男≥90 cm 女≥85 cm	男≥95 cm 女≥90 cm
腰臀比	腰臀比＝腰围/臀围	男0.85~0.9 女0.67~0.8	男0.9~1.0 女0.8~0.9	男>1.0 女>0.9	90%~110%
体脂率	体内脂肪的含量或脂肪占总体质量的百分比	男10%~20% 女15%~25%	男20%~25% 女25%~30%	男≥25% 女≥30%	男≥30% 女≥35%
标准体质量百分率	被检者实际体质量/标准体质量×100%		120%~125%	≥125%且<150%	≥150%

注：上述指标任何一项超标即为超重或肥胖。